SHORT SEMINARS

水・電解質と酸塩基平衡
――――― step by step で考える ―――――

改訂第2版

黒川 清 著

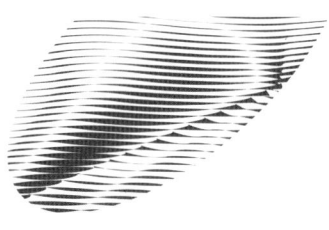

南江堂

執筆協力

深川雅史　FUKAGAWA, Masafumi
　東海大学医学部腎内分泌代謝内科教授

宮﨑正信　MIYAZAKI, Masanobu
　(医)社団古川内科医院院長

内田俊也　UCHIDA, Shunya
　帝京大学医学部内科学教授

Ⓒ Kiyoshi Kurokawa, 2004
SHORT SEMINARS—Fluids, Electrolytes and Acid-Base Disorders,
　Second Edition
Published by Nankodo Co., Ltd., Tokyo, 2004

改訂第 2 版の序

　初版が出版された 1996 年からずいぶん時間がたった．このあいだにわたしと仲間たちにも多くのことが起こった．わたしは東海大学医学部長として医学教育や大学病院改革，新しい卒後臨床研修制度等に深くかかわっており，いつもこの本が気になっていたのだが，改訂するには時間がなかった．さらに，思いもかけないことに日本学術会議の副会長，会長に選出され，行政改革の真っ只中のこの組織の運営の重責を担うことになった．国際的にも科学アカデミー機能強化へ向けての動きが大きく，日本の科学者を代表する日本学術会議の責任者としてこのかかわりも大きく，時間がなかった．わたしの発言も多くなり，これらを知ってもらおうとホームページ（www.KiyoshiKurokawa.com）も開設した．ぜひ訪ねてほしい．

　初版から第 2 版までのあいだに日本の医療を取り巻く社会状況も急速に変化した．20％が 65 歳以上という高齢社会，医療制度改革は待ったなし，情報時代であることもあって医療事故の有り様も変化した．国民の意識変化も大きい．経済は調子が悪い，国際社会も急変している．といっているうちに国立大学や国立病院の法人化が始まり，あれよあれよという間に日本はすっかり様変りしている．しかし，まだまだ次への出口が見えない．

　しかし，多くの方たち，特に意識の高い学生や研修医たちからこの本は高い評価を受けていることを知らされていた．この分野でのわかりやすい，日常に役に立つ本のないことが気になっていたので，本当にうれしく思っていた．初版にはいくつもの明らかな間違いもあり，何人かの方からの親切な指摘も受けた．今回，ようやく改訂第 2 版を出版できることになった．単に初版に少し手を入れるだけでなく，何例かの実践的な症例を加えた．いまや臨床教育や臨床研

修がますます重要視されるようになり（これは医師として当たり前のことなので，もしそうでなかったとすれば，そこにこそ問題があったということなのだが），「混ざる他流試合」が進みつつある中で，このような臨床志向でしかも実践的テキストがなかったという認識もあって，この改訂版がいっそう教育や研修の現場で使われることを期待している．

　帰国してから，臨床腎臓学や水電解質調節機能のメカニズムのABCを一緒に共有した人達ともいつも交流している．本書の改訂に際して，彼らの中で腎臓学，水電解質の基礎に基づいた臨床教育で高い評価を受けている優れた「教育者」である深川雅史（神戸大学内科），宮﨑正信（長崎大学内科），内田俊也（帝京大学内科）の三先生の協力を受けた．心から感謝する．

2004年8月

日本学術会議会長
東海大学教授
東京大学名誉教授
黒　川　　　清

序

　低ナトリウム血症, 高ナトリウム血症, 低カリウム血症, 高カリウム血症, 酸塩基平衡異常などの病態は, 日常遭遇することが多く, 臨床の基本である. とりわけ体液の水素イオン濃度 (H^+) の恒常性の維持, すなわち「酸塩基平衡」については, 他の「電解質」に比べて"とっつきにくい""むずかしい"という感じをもたれている方が多いようである.

　この小著は, セミナーの形式をとりながら, 具体的に症例を呈示して, 水・電解質異常や酸塩基平衡異常へどうアプローチしたらよいかをわかりやすく示した. すべてを網羅するのではなく, 基本を理解していただくことに力点をおいた. したがって詳しい内容などについては, 巻末にあげた参考図書をみながら, 他の成書を参考にされることを強くおすすめする.

　Step by step で 1 章ずつしっかりと読み進んでいただければ, 必ず, 病態を正しく把握し, 対応を組み立てていくための思考プロセス, アプローチの方法を身につけることができるはずである.

　折にふれ, 本書を活用していただいて, より深く考える日常診療が行えるよう, その一助となれば幸いである.

1996 年 3 月

黒　川　　清

目 次

はじめに ———————————————————————————— 1

- 体液の恒常性　2
- 水分，ミネラル摂取量の大きな許容範囲　2
- 腎臓の基本的構造　3
- 腎臓を標的器官にした「内部環境」恒常性維持機構　4
- 水・電解質代謝，酸塩基平衡異常　5

SHORT SEMINARS

I. 水・電解質代謝

1. 水・電解質異常へのアプローチ ———————————————— 8

- 細胞内と細胞外のイオン組成の違い　8
- 細胞へのエネルギー供給のしくみ　10
- 水や電解質は「代謝」されない　10
- 細胞外液のホメオスターシス――生命維持の基本　11

2. ナトリウムの代謝 —————————————————————— 14

- Na と Cl と細胞外液　14
- Na と Cl と細胞外液量　14
- NaCl のバランス　15
- 細胞外液量と血圧調節因子　16
- Na 貯留の病態　18

3. 水代謝異常 ―――――――――――――――――――――――― 20
- 身体全体の水のバランス――output と input　20
- 体液の構成　21
- 水の補給が不足すると…　22
- 口渇中枢に反応した飲水がない限り体内水分量はもとにもどらない　24
- 血清 Na 濃度は体液浸透圧を表わす　24

4. 低ナトリウム血症（1）―――――――――――――――――― 26
- 低 Na 血症はなぜ起こる――健常人に低 Na 血症を発症させられるか　26
- 低 Na 血症になると何が起こる？――低浸透圧尿の排泄　27
- 腎での水排泄のしくみ――Henle's loop　28
- 集合管では水の再吸収はない　29
- 「Osmoreceptor-AVP 分泌抑制―腎の反応」調節系――自由水（free water）の排泄　30

5. 低ナトリウム血症（2）―――――――――――――――――― 32
- 体液浸透圧の低下はなぜ起こる――自由水を排泄できないメカニズム　32
- 低 Na 血症へのアプローチのポイント　35
- SIADH について　36
- SIADH の原因　37
- SIADH での血中 ADH　37
- SIADH の治療　39
- 急性の低 Na 血症の治療　39

6. 高ナトリウム血症 ―――――――――――――――――――― 40
- 高 Na 血症が起こるわけ　40
- 高 Na 血症は飲水が不可能な環境で起こる――老人, 乳幼児　41
- 高 Na 血症の成因　41
- 高 Na 血症の治療　41

- 尿崩症の病態——低浸透圧の多尿　42
- 腎性尿崩症　43
- 多尿へのアプローチ　44

7. 体液量と輸液 ―――――――――――――――――46

- 体液量の評価　46
- まず体重を測ろう　46
- 「脱水」にもいろいろある　47
- 輸液について　48
- どの輸液を選ぶのか　49
- 食べられないときに，どのくらいの点滴が必要か　50

8. カリウムの調節系 ―――――――――――――――52

- 細胞内外の K 濃度　52
- 細胞膜を介した K の輸送決定因子　53
- 身体全体の K のバランス　53
- CCT での K の分泌調節因子　53
- 部分排泄率とは　56

9. 高カリウム血症 ―――――――――――――――――58

- 慢性骨髄性白血病と高 K 血症（症例 1）　58
- 高 K 血症の緊急処置の判断　58
- 偽性高 K 血症の証明　60
- 腎排泄能のない透析患者と高 K 血症（症例 2）　60
- 糖尿病性腎症と高 K 血症（症例 3）　62
- 低レニン性低アルドステロン症と K 排泄の低下　63

10. 低カリウム血症 ――――――――――――――――64

- 高血圧と低 K 血症の関係（症例 1）　64
- アルドステロン過剰の病態　66
- アルドステロンの作用機序　67
- なぜアルドステロンの作用が AR を介して起こるのか　67
- 甘草を含む漢方薬常用によるアルドステロン過剰の出現　69

11. カルシウムの調節系 ——————————————————— 70

- 血清 Ca 濃度の維持のメカニズム　70
- 体内の Ca 分布　72
- 血清 Ca イオン濃度の調節系　72
- Ca センサー　73
- PTH の働き——腎と骨　73
- 骨と ECF の Ca flux　73
- 腸管からの Ca 吸収　75

12. 低カルシウム血症 ——————————————————— 76

- ビタミン D 欠乏発生の原因　76
- 透析患者，長期入院患者にみられる低 Ca 血症　77
- PTH 系の作用発現不全　79
- ネフローゼ症候群と低 Ca 血症（症例 1）　79
- 副甲状腺機能低下症と低 Ca 血症（症例 2）　80
- 治療はどうするか——ビタミン D 投与　80
- PTH 製剤　81

13. 高カルシウム血症 ——————————————————— 82

- 外来症例での高 Ca 血症——副甲状腺機能亢進症（症例 1）　83
- 入院患者での高 Ca 血症——悪性腫瘍（症例 2）　84
- 癌患者にみられる是正可能な合併症　85
- 高 Ca 血症患者の多尿　86
- 高 Ca 血症の治療　86

14. リンの代謝調節系 ——————————————————— 88

- 血清リン濃度　88
- 細胞内外のリンの分布　89
- リンの供給——食事からの摂取　89
- 尿中に排泄されるリン　89
- 血清 Pi 濃度の調節系　90

15. 低リン血症 —————————————————— 92

- 低リン血症の症状　92
- 血清リン値の異常の評価（症例1）（症例2）（症例3）　92
- 制酸剤によると低リン血症——マーロックス　96
- 鉄製剤によると低リン血症——フェジン　97
- 細胞内の移動による低リン血症　98

16. 高リン血症 —————————————————— 100

- 腎不全と高リン血症（症例1）　100
- 横紋筋融解症による急性腎不全　102
- 化学療法と高リン血症（症例2）　103
- 急性骨髄性白血病，悪性リンパ腫と高リン血症——腫瘍細胞と血清リンと細胞融解　104

17. マグネシウムの調節系 ——————————————— 106

- 血清 Mg 濃度　106
- Mg の摂取　106
- 腎での Mg 排泄の調節メカニズム　106
- 低 Mg 血症がみられる病態　107

18. 低マグネシウム血症 ———————————————— 110

- 低 Mg 血症による低 Ca 血症の病態（症例1）　110
- 治療はどうするか——栄養状態の改善　112
- 慢性アルコール多飲と低 Mg 血症　112
- その他の低 Mg 血症のみられる病態　113

19. 高マグネシウム血症 ———————————————— 114

- 高 Mg 血症の程度の指標——深部腱反射　114
- 高 Mg 血症発現の予測される場合　114

SHORT SEMINARS

II. 酸塩基平衡

20. H^+ バランスの生理 —————118
- H^+ の発生 118
- 代謝性アシドーシスと呼吸性アシドーシス 119
- 体液の H^+ 濃度と緩衝系 119
- pH は H_2CO_3 と HCO_3^- の比で決まる 119
- $HCO_3^- - H_2CO_3$ 緩衝系が重要なわけ 120
- isohydric principle 120
- H^+ のバランス 121

21. 腎による H^+ 分泌,排泄とその調節 —————122
- H^+ の分泌 122
- HCO_3^- の再吸収のメカニズム 122
- Na^+, H^+ exchanger 123
- 滴定酸 125
- NH_4^+ 排泄 126
- 尿細管性アシドーシス(RTA) 127

22. 血液ガスの読み方 —————130
- 体液 H^+ 濃度の評価 130
- 用語の定義 132
- 代償性変化 134
- 動脈血ガス値の読み方の実際 134

23. 分析のすすめ方:症例 1 —————136
- データの分析と正しい解釈 137
- AG 正常である代謝性アシドーシスの原因を考える 139
- 他の所見の検討と診断 140
- 静脈血サンプルでの「総 CO_2」 141

24. 分析のすすめ方：症例 2 —————————— 142
- データの分析と正しい解釈　142
- anion gap の解説　144
- （Na－Cl）の意味　146

25. 分析のすすめ方：症例 3 —————————— 148
- データの分析と正しい解釈　148
- 本例の代謝性アシドーシスの原因を考える　149
- 本例の他の所見の検討　149
- 尿の pH の測定　150
- 腎からの H^+ を推定する方法　150
- distal RTA　151
- proximal RTA　151
- 本例の呼吸性アシドーシスの原因を考える　152
- 初期治療方針を考える　152
- pH が下がると血清 K は上昇するか　153

26. 分析のすすめ方：症例 4 —————————— 156
- データの分析と正しい解釈　156
- 他の所見の検討と診断　158
- 「代謝性アシドーシスと呼吸性アルカローシス」の併存の説明　159
- 治療方針を考える　160
- サリチル酸中毒について　160

27. 代謝性アルカローシス（1）—————————— 162
- 代謝性アルカローシスとは　162
- 代謝性アルカローシスの発生　163
- 代謝性アルカローシスの維持　164
- 尿中 Cl 濃度による代謝性アルカローシスの鑑別　166

28. 代謝性アルカローシス（2）——————————168
- 嘔吐と代謝性アルカローシス　168
- 嘔吐が止まるとどうなるか　170
- 原発性アルドステロン症の代謝性アルカローシス　171

29. 分析のすすめ方：症例5——————————172
- データ分析と正しい解釈　172
- 「代謝性アシドーシス＋代謝性アルカローシス＋呼吸性アシドーシス」症例5の原因を考える　173
- AGのふえている代謝性アシドーシスを考える　174
- 浸透圧ギャップ（osmolar gap）　175
- どのアルコールか　175
- エチレングリコール，メタノール中毒では，まずエタノール投与を行う理由　175
- アルコール性ケトアシドーシスでは血中ケトン陰性で，AGがふえる理由　176
- ケトアシドーシスの改善と血中クレアチニン濃度　177

30. 分析のすすめ方：症例6, 7——————————178
- データの分析と正しい解釈（症例6）　178
- anion gapが低い？　179
- データの分析と正しい解釈（症例7）　180
- 呼吸性アルカローシスのBEの値の解釈　181

SHORT SEMINARS

III. 応用問題演習

31. 脱力感のある 26 歳の女性 ——————————184
- 症状に関係ありそうな低 K 血症からアプローチしてみよう 184
- 追加検査に進んでみよう 184
- 結果は 185
- 血液ガスをみよう 185
- この代謝性アルカローシスを伴う低 K 血症の原因は何であろうか 186
- Bartter 症候群とはどのようなものであろうか 186
- Gitelman 症候群 186
- この患者の腎機能障害はなぜ起こっているのであろうか 187

32. 尿が出なくなった 72 歳の男性 ——————————188
- 乏尿はなぜいけないのか 188
- 乏尿の原因は 188
- 検査結果は 189
- 乏尿の鑑別から何を考えるか 189
- 血液ガスをみよう 190
- 治療は 191

33. 長期に食欲が低下してしまった 74 歳の女性 ——————192
- 脱水を示唆する所見は 192
- 血液ガスをみよう 193
- 脱水の原因として嘔吐の可能性はあるか 193
- 低 Na 血症の原因は何か 194
- 最初に行う輸液としてもっとも適切なのは何か 194

34. 意識障害のある糖尿病患者―――――――――――196
- 血液ガスをみよう　196
- 何を考えるか　197
- 経過は　197
- 何が起こったのか　198
- 何に注意すべきか　198

参考書―――――――――――――――――――201

索　引―――――――――――――――――――202

はじめに

SHORT SEMINAR を開くにあたって，まず，水・電解質代謝，酸塩基平衡を学ぶ前段階の基本の基本として，体液の恒常性，「内部環境」，腎臓の基本構造などについて考えてみよう．

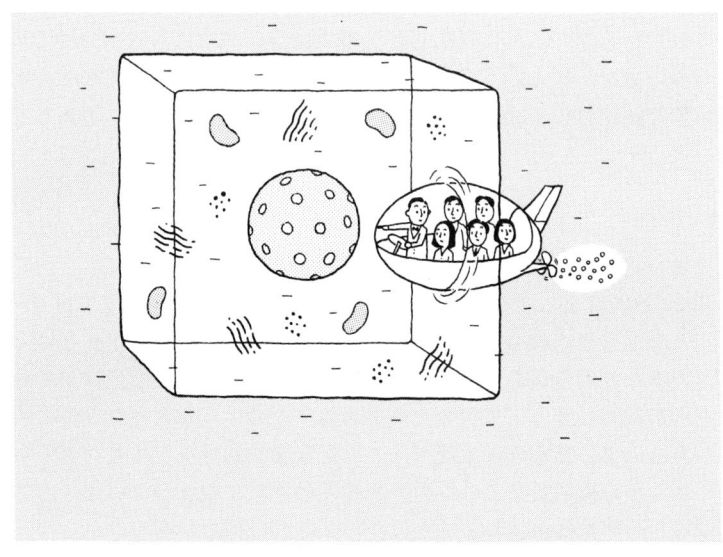

体液の恒常性

われわれは,生きていくために毎日食事をする.その中に水分やナトリウム,カリウム,カルシウム,などのいろいろな電解質（ミネラル）が含まれているが,身体の中にある水分,ナトリウム,カリウム,カルシウムなどのいろいろな電解質の量は一定に維持されている.これらの水や電解質はまず細胞外液,つまり細胞を囲んでいる「内部環境 milieu intérieur」に入るが,これは一定に維持されるし,したがって細胞内液にも変化はない.それは何故か.身体全体で考えてみれば,はっきりしていることは,摂取された水分もミネラルも過不足なく尿に排泄されるからである.

例えば,ここで水を大量に飲んだとしよう.すると何が起こるか.1〜2時間の間に大量の,しかも色が薄くて臭いも少ない尿がでる.では,水分を24時間も飲まないでいるとどうなるか.尿量は少なく,濃くなる.その一方ではのどが乾いて,水の補充を促す.つまり,われわれの摂取する水分やミネラルの量は何の意識もなく摂取されているが,これに反応して,腎臓は身体の中にある水分やミネラルの量を,尿という身体からの唯一の出口から,過不足なく,水分やそれぞれのイオンについて,それらの排泄量を個々に調節している.

水分,ミネラル摂取量の大きな許容範囲

それでは,どのくらいの量の水分やミネラルを摂取しても「内部環境」の異常なしにいられるであろうか.水の摂取許容量は1日0〜25 l,ナトリウムは0〜500-1,000 mEq,カリウム0〜500 mEq,といった大きな許容量がある.これらの水分やミネラルの摂取量は,それぞれが個別に変わっても大丈夫である.このような大きな許容範囲があるので,通常の食生活では,どんな暴飲暴食をしても,水分やミネラルの摂取量はこれらの許容範囲のうちに収まっていて「内部環境」の恒常性が乱れることはない.それは何故であろうか.

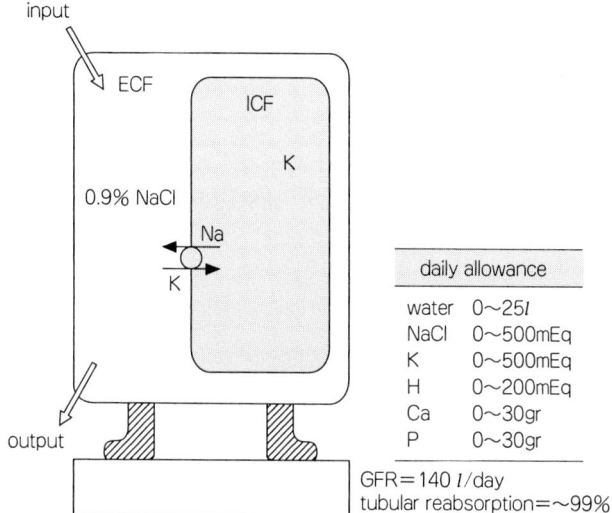

図 体液の恒常性と水分，主なミネラルの1日摂取量の許容範囲
このような摂取量の範囲の input に対応した量の水分やミネラルが腎臓から尿として排泄され，体液の恒常性が維持されている．摂取量には大きな許容範囲があることがわかるが，この大きな許容量は，糸球体濾過量が1日140 l と大きいことが重要である．

腎臓の基本的構造

腎臓はネフロンから構成されている．1つの腎臓は約60〜100万のネフロンからなっている．この腎臓には，心臓から送られる血液の20%に相当する1 l の血液が毎分流れ込み，この血液の半分を占める血漿の20%に当たる量が糸球体で濾過され，毎分100 ml，あるいは1日に140 l（12 l の細胞外液が1日10回以上濾過される）の原尿が作られる．この大量に作られる原尿の約99%は尿細管で再吸

収され細胞外液にもどる．

この大量の糸球体で濾過された原尿が再吸収される過程で，尿細管のそれぞれの部位でナトリウム，カリウム，カルシウムなどの再吸収，分泌を調節する部位が決まっていて，それぞれの排泄を調節しているシステムによってコントロールされている．すなわち，尿細管の特異的な部位の尿細管腔側，血液側の細胞膜に特異な輸送担体，イオンチャンネル，イオンポンプ，ホルモン受容体などが存在している．すなわち，腎臓は極めて効率のよい濾過器である糸球体と，高度に分化した特殊な水と電解質の方向性をもった輸送を担当する，しかもそれが特異的なホルモンなどによって，調節される上皮細胞である尿細管からなっている．

腎臓を標的器官にした「内部環境」恒常性維持機構

このコントロールシステムは，水分やミネラルの細胞外液に入ってきたそれぞれの変化をモニターし，それを感知し，シグナルを腎臓に送る．腎臓はその尿細管の各部位でそれぞれのシグナルに反応して水分やミネラルの尿中への排泄量を調節している．1日に尿として排泄される尿量は，毎日摂取された水分量から汗や呼吸で失われた水分量を差し引いた分に相当する．まことに精密な機構といえる．ナトリウム，カリウム，カルシウムなど，それぞれの尿中排泄量はそれぞれの摂取量を反映している．

すでに例に取った水のバランスについては，水の過剰は「体液の浸透圧の低下—中枢の osmoreceptor への刺激抑制—抗利尿ホルモン分泌抑制—腎集合管の水透過性の抑制」というシークエンスで過剰の水が尿に排泄される．食塩の摂取に対しては，「細胞外液量の増加—レニン—アンジオテンシン系の抑制と ANP などのその他のナトリウム排泄調節因子の変化—腎尿細管でのナトリウム再吸収抑制」というシークエンスで尿中ナトリウム排泄がふえる．カリウムについては，「カリウムの摂取—血清カリウム濃度の上昇—アルドステロン分泌促進—腎皮質集合管からカリウム分泌の増加—尿中カリ

ウム排泄増加」のようなシークエンスという反応が起こる．このような調節系の反応の速度はそれぞれ異なるが，水では時間の単位，ナトリウムでは時間から日の単位で反応する．

　上に述べた大きな許容範囲は実はこの大きな糸球体濾過量によって与えられている．当然のことであるが糸球体濾過量が小さければ，それぞれの腎臓での調節の範囲は狭くなってくる．そうすると，細胞外液の乱れを起こさずに摂取できる水分やミネラルの量も制限されてくる．事実，腎臓機能が低下している慢性腎不全の患者では，食塩，カリウム，水分などの摂取量が大きく制限されてくるのは，よく知られている．このように，腎臓は大量の血液を受けて，その血漿の20％を糸球体で濾過して，1日140lという大量の原尿を作り，その99％を尿細管で再吸収することによって，水やミネラルの尿中へのそれぞれの排泄量の大きなフレキシビリティーを可能にしているのである．つまり，どのような経口摂取量の変動にも対応して体液の恒常性を維持することが可能になっているのである．

水・電解質代謝，酸塩基平衡異常

　体液恒常性の維持の異常として，血清電解質濃度の異常，酸塩基平衡異常などがある．これらはとくに腎臓を専攻する医師にとっては，その理解は必須であり，しかもコンサルテーションでの腕の見せどころでもある．もちろん，これらの異常はどの科の患者でも生じうるわけであるから，初期研修のうちにその病態を理解して適切に対応する方法を身につけなくてはならない．

水・電解質代謝

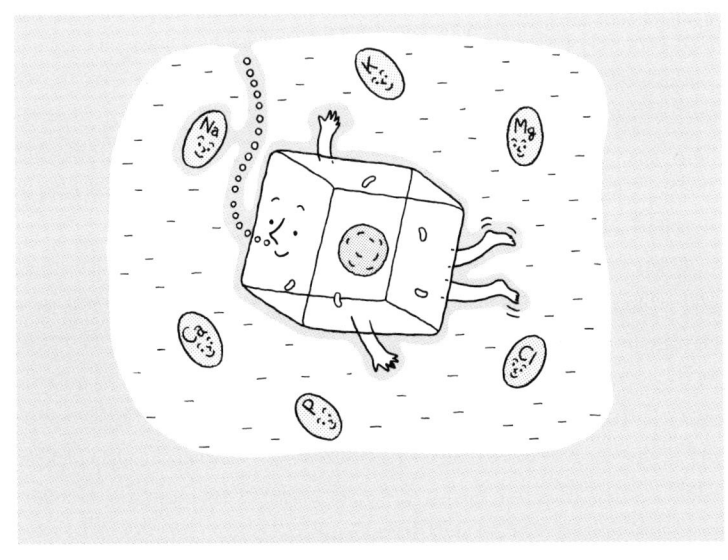

1 水・電解質異常へのアプローチ

わたしたちの体の60%は水で構成されている．すなわち60kgの人の体重の約60%，36lは水である．この36lの水の2/3の24lが細胞内液として細胞の内にあり，1/3の12lが細胞外液として細胞をかこんでいる．この細胞外液は細胞と直接接している組織間液と，全身を循環している血管内にある血漿とに大きく分けることができる（表1-1）．

細胞内と細胞外のイオン組成の違い

細胞膜を介した細胞内外での細胞外液，細胞内液のイオン組成は極立って異なっており，このような違いは細胞の機能が正常に維持されるために必須である．

細胞外液のイオン構成は主としてNaとClからなっており，Clのほかに陰イオンとしてHCO_3がある．陽イオンはほとんどがNaであり，ほかにK，Ca，Mgなどがあるが，これらはNaに比べてきわめて低値である．このことは細胞外液である「血清」電解質の正常値をみればただちに明らかであろう（図1-1）．

細胞内液のイオン組成は陽イオンとしてはKが大部分で約100〜140 mEq/lを占める．その他にMgなどがある．Naは約10〜20 mEq/lである．細胞内陰イオンは種々のアミノ酸，タンパク，無機リン，有機リンなどから構成される．細胞内のClは約20 mEq/l，HCO_3は10〜15 mEq/lと考えられる（細胞内液のpHは細胞外液のpHに比べるとやや低くpH=7.1〜7.2ぐらいである．CO_2は細胞を越えて自由に出入りすることを考えると細胞内HCO_3濃度はHenderson-Hasselbalchの式から約10〜15 mEq/lと考えられる）（図1-2）．

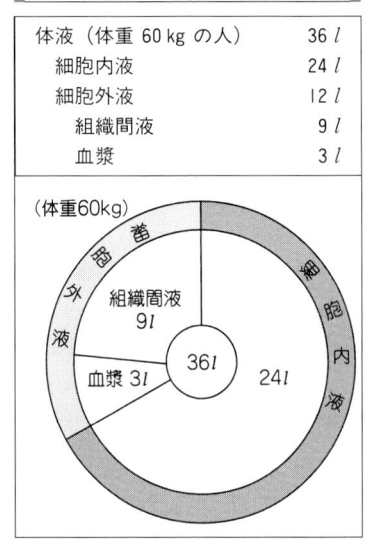

表 1-1 体液量

体液（体重 60 kg の人）	36 l
細胞内液	24 l
細胞外液	12 l
組織間液	9 l
血漿	3 l

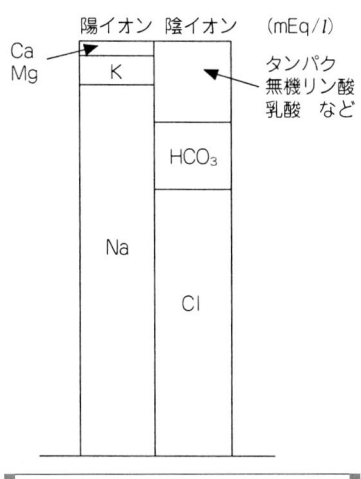

図 1-1　細胞外液のイオン組成

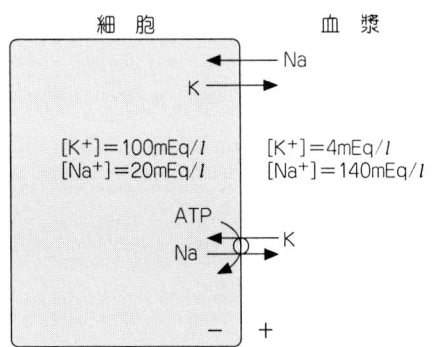

図 1-2　細胞内・外の Na と K の分布の基本的違いと Na, K-ATPase の役割

このような細胞膜を介したイオン構成の違いは，細胞膜にあるNa，K-ATPase によって ATP を消費しながら行われる細胞内からのNa の汲み出しと，細胞外からの K の汲み込みによるが，その他に細胞膜にあるいろいろなイオンチャンネルによっても規定される．Na，K-ATPase によって 3Na と 2K が交換されるが，より多くのNa が汲み出されることにより，細胞内は細胞外より陰性荷電になっている．この膜電位が細胞膜のイオンチャンネルの活動レベルを規定する重要な因子の一つである．

細胞へのエネルギー供給のしくみ

細胞内外液のイオン組成が一定に維持されていることが細胞機能の維持に重要なことはいうまでもない．そして，細胞の活動を支持するエネルギー源は大きくみれば経口摂取される食物によって供給される．われわれの食行動はこのような細胞の，ひいては個体へのエネルギー供給にほかならない．

この食生活で摂取されるものには，水，食塩（NaCl）その他の各種のイオンをはじめ，炭水化物，脂質，タンパク質などが含まれている．これらのいろいろなものをランダムにほとんど規制されないで自由に摂取している．これらのものはすべて，消化管からまず細胞外液に入って血管内を通ってそれぞれの臓器に達する．細胞にも入る．炭水化物，脂質は最終的にはミトコンドリアでの酸化のプロセスで ATP を産生し H_2O と CO_2 となる．タンパク質は最終的には H_2O と CO_2 のほかに尿素を主とした窒素（N）化合物に代謝され，このN 化合物は主に尿に排泄される．このセミナーではこれらの栄養素のことは省略して「水と電解質代謝」に限って考えたいと思うので，以下は，これらの調節機構とその異常について解説していくこととする．

水や電解質は「代謝」されない

さて，水や電解質は一般には「代謝」され異なる物質に変換され

ることはない.そして,体全体でみればその出入はバランスがとれている.たとえば水を例にとってみよう.

水の摂取量は食物中の水を含めて,だいたい普通の食生活では1日 1.5〜2 l ぐらいである.もちろん,必ず朝にジュースやミルクをカップ2杯(約 400 ml)飲むとか,機会あるごとにお茶を飲む人では,もっと多くなる.にもかかわらず一人ひとりの体内の水の量は一定である.

Na について考えても同じである.Na は主に食塩(NaCl)として摂取される.いわゆる「塩からい」食品を好む人もいるだろうし,高血圧だからといって「うす味」の食生活をしている人もいる.また食塩の摂取量は日によっても異なる.にもかかわらず体内の Na の量も Cl の量も一定に保たれている.

細胞外液のホメオスターシス——生命維持の基本

これらの摂取された水や電解質は消化管からの吸収によってまず細胞外液に入る.そして,細胞外液でのこれらの電解質の濃度はわれわれの測定方法の精度の範囲では一定に維持されている.にもかかわらず,これらの input に対応して細胞外液でのこの変化がシグナルとして作動する.なんらかのシグナルがあり,これらの電解質の細胞外液での濃度や量の変化を感知しているメカニズムがあると考えられる.そのセンサーは次になんらかのメッセージを送る.水分の過不足に対してのシグナルは細胞外液の浸透圧の変化であり,そのセンサーは視床下部にある"osmoreceptor"細胞である.これが細胞外液浸透圧の変化を感知して(その細胞容積の変化がセンサーになっているか,あるいは細胞膜に存在するいわゆる"osmoreceptor タンパク"を介すると考えられる),神経伝達系によって抗利尿ホルモンを産生分泌する supraoptic 核と paraventricular 核にインパルスを送る.これらの細胞への刺激が抗利尿ホルモン分泌を調節している.血中の抗利尿ホルモンはメッセージであり,これが腎の集合尿細管に作用して,どれだけの水を尿として体外に排泄する

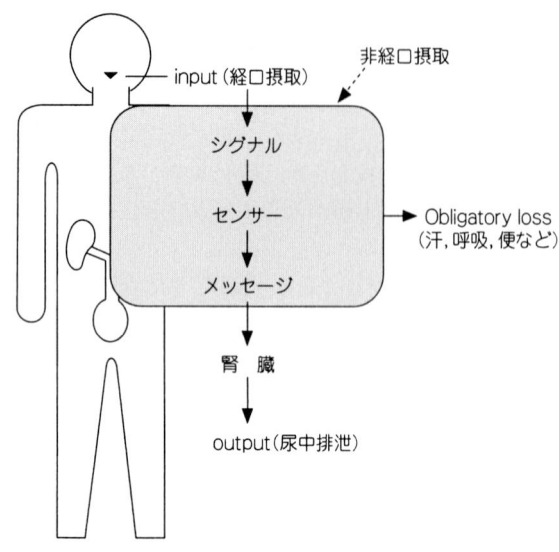

図 1-3 水・電解質のバランス
水や電解質のそれぞれの input の変化に対して，それぞれの細胞外液での変化が起こり，その変化がシグナルになって，それぞれに特異的なセンサーによって感知され，メッセージが発せられる．これらのメッセージが腎臓に水や電解質それぞれの尿中排泄量を規定するシグナルになっている．

かを調節することになる．

　Na，K，Cl，Ca，P，Mg などについても同じようなメカニズムが作動していると考えられる．イオンによっては，いったんは細胞外部から細胞内にはいるものもあるが，「時間」あるいは「日」のオーダーでみれば体内の水や電解質の量は一定であり，食事で摂取されるものと同量のものが体外に排泄される（図1-3）．

　この水や電解質の input が経口から（点滴静注などがあれば別だが……）なのに対して，水や電解質の体外への排泄はそのほとんど

すべてが腎を経由した尿中への排泄である．すなわち，体内へのinputに対してこれに反応性に調節されるoutputは腎によってのみ行われるということである．汗や呼吸や大便として水や電解質が失われ，それらが大きく変動することもあるが（高温，多湿，下痢等），これらは体液の変化によって調節されるわけではない．これらの理由から，水や電解質代謝とその異常は，主として腎臓を専攻する人たちが興味をもつ．

この細胞外液が細胞をかこんで生命現象を営んでいるという観点からClaude Bernardは細胞外液を「内部環境（milieu intérieur）」と名づけた．そして細胞外液の恒常性（homeostasis）の維持こそが，細胞機能すなわち生命維持の基本であると推測したのは正に的確な洞察であったといえよう．

尿は情報の宝庫である

とくに尿が出にくいような急性腎不全などを除くと，1日蓄尿してもらえば水や電解質のそれぞれの1日排泄量を計算することができる．これからおおよその食事などからの1日の水分や電解質の摂取量を推定できる．蓄尿がきちんとできているかどうかは，体格から推定される筋肉から毎日一定量放出されるクレアチニンの1日推定排泄量を，実際の測定された排泄量と比較することである程度可能である（成人男性で14～22 mg/kg/日，女性で10～18 mg/kg/日程度）．つまり同じ体重でも筋肉質で脂肪の少ない人では高めであり，逆の人は低めになる．

しかしながら，外来では1日蓄尿をしてもらうことは，それほど容易ではない．

実は来院時のスポット尿で電解質濃度を測定し，1日の排泄量の多少を推測できる．尿中クレアチニン濃度で補正すればさらに正確であるし，部分排泄率も計算することができるのである．

2 ナトリウムの代謝

Na と Cl と細胞外液

　Na と Cl は細胞外液（ECF）の大部分を占める主要構成イオンである．Na と Cl の細胞外液での濃度は，それぞれ約 140，100 mEq/l であり，細胞内液でのこれらの濃度は 10〜20 mEq/l 程度である．このような理由で Na と Cl の量が細胞外液量を決める．したがって食塩（NaCl）を摂取すれば細胞外液量がふえ，その摂取が少なければ細胞外液量は減る．

　血管内を循環している血漿は細胞外液の一部であり，したがって細胞外液量が減れば血圧も低下する方向に変化する．しかし，生体では全身の組織への血流を保証するために血圧を一定に維持しようとするので，細胞外液量の変化に対応して，血圧の調節に関与する調節系が変化し，血圧が一定に維持される．この系の中心がレニン-アンジオテンシン-アルドステロン系である．したがって，NaCl の代謝調節系は，血圧の調節系と密接にカップルしており，しかも NaCl の摂取とそれによって規定される細胞外液量は，血圧維持機構の中心であり，また高血圧の発症に深く関係している．

Na と Cl と細胞外液量

　Na と Cl 量が細胞外液量を決めるが，Na と HCO_3 にはそのような機能はない．それは，「代謝性アルカローシス」のセミナーで説明するように，腎臓での Cl と HCO_3 の再吸収の調節がまったく違うことによる．例えば，200 mEq の NaCl（200 mEq の Na と 200 mEq の Cl）を負荷すればその分だけ細胞外液量がふえることは当然である．

同じ 200 mEq の Na をそれに伴う陰イオンとして 200 mEq の HCO_3（つまり重炭酸ナトリウム）と与えても，NaCl と同じようには細胞外液量はふえない．それは，近位尿細管での $NaHCO_3$ の再吸収には閾値があって，しかも近位尿細管で再吸収されなかった HCO_3 は遠位尿細管ではほとんど再吸収されずに，Na とともに速やかに排泄されてしまうからである．この近位尿細管での $NaHCO_3$ 再吸収は酸塩基平衡に重要な役割をする（セミナー 20 参照）．一方，NaCl は尿細管の全長にわたって再吸収されるので，その尿中排泄は細胞外液量調節系によってコントロールされている．このような理由で，「Na の代謝」は普通「NaCl の代謝」，あるいは「食塩」と同意に使われていることが多い．この後も，この章ではとくに断らないかぎり，Na を NaCl と同義に使って考えていくことにしよう．

NaCl のバランス

日本人の通常の食塩摂取量は 1 日約 10〜15 g 程度（NaCl 1 g＝17 mEq），すなわち Na として約 150〜250 mEq/日程度である．ここで 1 日の Na 尿中排泄量を測定していれば，細胞外液量はほとんど変わらないはずであるので（普通の生活では，毎日血圧が急激に減少したりしないので），1 日の Na 尿中排泄量は 1 日の食塩の摂取量をほぼ表していることになる．

ここで毎日約 200 mEq の NaCl を摂取している人に NaCl の 1 日摂取量を 20 mEq に減らしたとする．数日の間は，この新しい摂取量を超える Na が尿中に排泄されるが，次第に細胞外液量が減って，体重も減り，血圧も少し低下し，数日内に尿中の Na 排泄はその摂取量に等しい 20 mEq となり平衡に達する．この後，再び食塩摂取量を 200 mEq の NaCl にもどすと，再び細胞外液量がふえはじめ，体重もふえ，血圧も上昇し，数日のうちに再び 200 mEq の Na が尿中に排泄されるようになって，バランスがとれる．これらの変化を示したのが，図 2-1 である．これからわかることは，Na のバランスが細胞外液量を決める一方で，尿中の Na 排泄量を決めているの

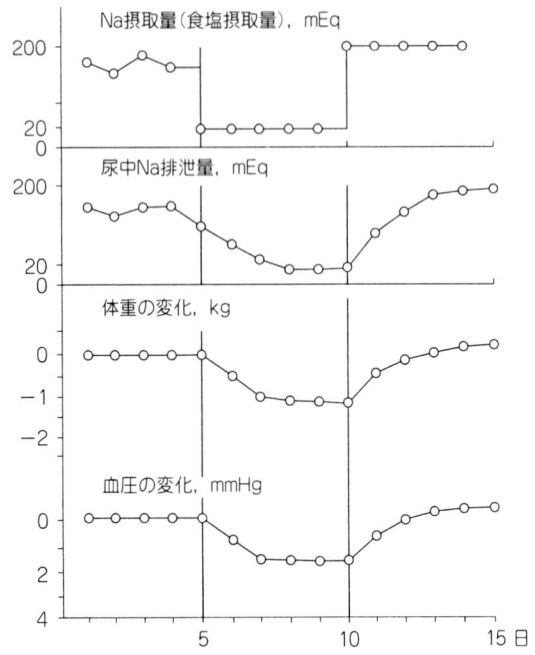

図 2-1　Na 摂取の減少と増加に対する反応

は，細胞外液量とそれによって変化する血圧であろうということである．

細胞外液量と血圧調節因子

　細胞外液量は血圧を決める重要因子であるが，一方でレニン-アンジオテンシン-アルドステロン（RAA）系も重要である．これらは互いに調節しあっているが，それは，生体で血圧を一定に維持することの重要性を考えれば，容易に理解されることであろう．

　レニンは腎臓の輸入細動脈の糸球体入り口にある傍糸球体細胞

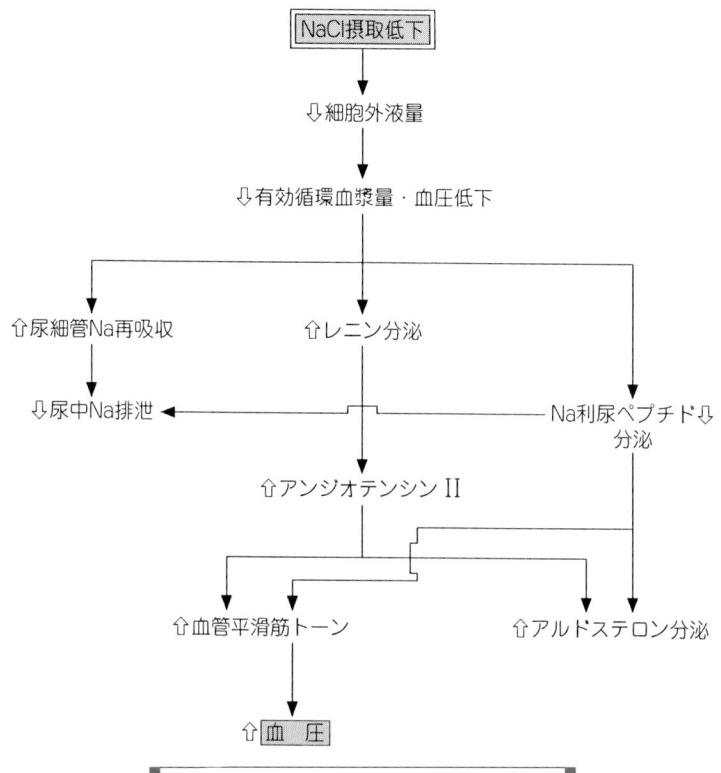

図 2-2　NaCl 摂取低下と血圧維持機構

(血管平滑筋の一部)で産生され，その分泌は全身血圧が低下すると輸入細動脈灌流圧(perfusion pressure)の低下を感知して亢進すると考えられていた．レニン分泌は交感神経刺激，macula densa 細胞からの調節も受けるが，最も鋭敏で重要なのは macula densa に到達する Cl イオン量によると考えられるようになった．

レニンは血中のアンジオテンシノゲンに作用し，これをアンジオテンシン I に変換する．このアンジオテンシン I はさらにアンジオ

テンシン変換酵素によってアンジオテンシンIIとなる．アンジオテンシン変換酵素は肺に多く，生体内でのアンジオテンシンIからアンジオテンシンIIへの転換は大部分が肺で起こると考えられる．アンジオテンシンIIは血管平滑筋に作用してこれを収縮させ血圧上昇に作用するとともに，副腎皮質の zona glomerulosa 細胞に作用してアルドステロン産生を亢進させる．アルドステロンは皮質集合管に作用してNaの再吸収を亢進させ細胞外液をふやす方向に作用している（図2-2）．

レニンと並んでNa利尿ホルモン系もこのNa調節系に関わっている．Na利尿ペプチドは主に心房で産生され，心不全では心筋からも産生分泌され腎臓でのNa排泄に促進的に作用する．さらに血管にも作用して血管拡張性に作用し，アルドステロン分泌を抑制する．一般にこのホルモン系はRAA系と拮抗的に作用している．

さらに，Na摂取が増えて，細胞外液量がふえ，血圧が上昇すると，この血圧の変化そのものが腎臓に作用して，Na排泄に促進的に作用する．これを圧利尿（pressure diuresis）といい，これも細胞外液量と血圧調節の関係の一部と考えられる．

Na貯留の病態

種々の病態でNaの貯留が起こり，細胞外液量がふえる．これらの病態では，細胞外液増加の症候として浮腫がみられる．心不全，肝硬変，ネフローゼ症候群などである．図2-2に示した細胞外液の調節系では，実は生体は細胞外液そのものを調節しているのではなくて，有効循環血漿量を一定にするように作動しているのである．そしてこれらの病態では有効循環血漿量が減少しており，そのためにこれを一定に維持しようと生体は反応している，と理解すべきである．

心不全では，心拍出量の低下のために有効循環血漿量が減少し，これを正常にもどそうとこの調節系が作動して，腎臓でのNa再吸収を亢進させ，細胞外液は増加する．しかし，心不全が改善されな

いかぎり，この蓄積する Na による増加した細胞外液は浮腫として存在することになる．

　肝硬変では，細胞外液量は全体として明らかに増加している．実際に肝硬変が進行すると臨床的にも明らかに腹水貯留をみる．腹水は腹腔内に細胞外液が貯留したもので，細胞外液の増加が血管内でも細胞間質内でもないので「third space に細胞外液がふえた」という表現を使うこともある．門脈圧亢進と腸間膜動脈拡張により腸間膜動脈領域での血流は増え，また動静脈瘻（fistula）のために心拍出量もふえている．しかし，腸間膜動脈拡張のみならず全身の血管抵抗低下のため有効な循環血漿量は減少しており，そのため心不全と同じように調節系が作動して Na 貯留が起こる．

　ネフローゼ症候群では，極度の低アルブミン血症（$2\,g/dl$ 以下）の場合は，血漿膠質浸透圧低下のために有効循環血漿量は減少し（underfill），腎臓での Na 貯留，細胞外液の増加，その結果の浮腫の増強ということが起こると考えられている．しかし，より軽度の低アルブミン血症を含めて，多くのネフローゼ症候群では一義的な腎臓での Na の貯留があり，その結果として浮腫となるのではないかとする考えもある．その機序として，糸球体で濾過されたタンパクが直接尿細管の Na 再吸収を刺激しているとする仮説である．この結果，ネフローゼ症候群では循環血漿量もむしろ増加している症例が多いとする考えである（overfill）．

3 水代謝異常

われわれの身体の60％は水である．この水の量は個人個人によって少しは差がある．すなわち，赤ん坊や小児では体重当りの水分の比率は高く，老人ではこれが低くなる．また，脂肪の多い人は体重に比して水の占める割合が低い．これは脂肪細胞は他の細胞に比べて水分含有量が少ないからである．しかし，各個人個人でその体重に占める水の含有量は一定である．

身体全体の水のバランス——output と input

ところで身体全体で水のバランスはどうなっているか．まず水のoutputについては呼吸，発汗などによる不感蒸泄として1日約600 ml の水分が失われる．この量は気温の上昇，発熱などによって増加する．このように不感蒸泄で失われる水分量は，主に外界の状況などで変化はするが，通常の状況ではほぼ一定である．その他に大便中に1日に100～200 ml の水が失われる．尿としては，1日約500～1,500 ml の水分が排泄される．以上の水のoutputの内でその排泄量が調節されているのは尿量だけである．

一方，水のinputはどれだけか．糖質，脂質，タンパク質の代謝によって，H_2O，CO_2 が産生されるが，この代謝によって産生される H_2O 代謝水は1日約200 ml である．その他の水のinputは通常は経口的に摂取される水分のみで，これは，食事中，また飲水によって摂取されるものである．この水分の摂取量は一定していないし，また個人個人にしてもその生活パターンや食生活によっても異なるし，また同じ人でもその日によって大きく異なることはいうまでもない．にもかかわらず身体中の水の量は一定である．これは過剰の

表 3-1 身体の水のバランス

		ml/日
Input	代謝水	200
	経口摂取	1,000〜2,000
		計 1,200〜2,200
Output	呼吸, 汗	600
	大便	100
	尿	500〜1,500
		計 1,200〜2,200

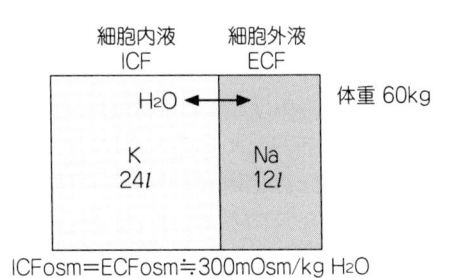

```
         細胞内液    細胞外液
          ICF       ECF
           H₂O ←→           体重 60kg
           K        Na
           24l      12l
```

$ICFosm = ECFosm ≒ 300\,mOsm/kg\,H_2O$

図 3-1 体液調節系の基本

水分の摂取は尿量の増加として身体から排出されるし,また水分摂取が不足しているときは濃縮された尿を生成することにより,尿量を最少に保つ機構が作動する.このようにして体内の水分量は一定に保たれている.以上をまとめたのが表 3-1 である.

体液の構成

体液の構成としては,セミナー1で述べたように細胞外液 (ECF) の浸透圧を形成しているのはほとんど Na と Cl であるので,ECF の浸透圧はほぼ血清 Na 濃度の2倍ということになる.そして細胞

内陽イオンはほとんどが K なので,細胞内浸透圧は K の量で規定されていると考えてよい.すなわち,体液調節系を理解するうえで,1) Na は ECF にのみあり,ECF 量は体内 Na 量で決まる,2) K は ICF にのみある,3) 水は ICF と ECF のあいだを浸透圧勾配に従って自由に移動するので ICF と ECF の浸透圧は同じである,と考えてよい(図 3-1).

水の補給が不足すると……

ここで水の体外からの input がまったくないとするとどうだろう.当然不感蒸泄により水が失われてくる.その結果,次第に体液の浸透圧が上昇してくる.ここでこれらの水分は ECF から失われるのでまず ECF の浸透圧が上昇するが,細胞膜を介した ECF と細胞内液(ICF)の浸透圧差に従って ICF から ECF への水の移動によって ECF と ICF の浸透圧は常に同じに維持されている.

すなわち,体内の水が不足してくると,それを反映して体液浸透圧(すなわち,細胞外液と細胞内液との両方の浸透圧)が同様に上昇してくる.この浸透圧が正常の 285〜290 mOsm/kgH$_2$O から約 1〜2% 上昇すると,視床下部にある浸透圧受容体(osmoreceptor)細胞がこれを感知する.この変化が,1) 渇中枢を刺激するとともに,2) 抗利尿ホルモンを産生する supraoptic 核と paraventricular 核を刺激する.ちなみに人間の抗利尿ホルモンは(antidiuretic hormone;ADH)は arginine vasopressin(AVP)である.ここで水不足に反応して口渇が生じ水を飲みたくなる.一方で,AVP の分泌が起こり,血中 AVP が上昇する(図 3-2a).AVP は腎集合管に作用して,その結果,尿が濃縮され(図 3-2b),尿量が低下して水の体外への喪失を最小に維持する機構が作動する.ここで渇中枢刺激による飲水という行動によって体内水分量がもとにもどると体液浸透圧ももとにもどって AVP の分泌と口渇ももとにもどるというフィードバックが形成されている(図 3-3).

図 3-2b で注目して欲しいことは,血中 AVP のわずかな上昇で尿

a. 体液浸透圧と血中 AVP 濃度　　b. 血中 AVP 濃度と尿浸透圧

図 3-2

図 3-3　水のフィードバック形成

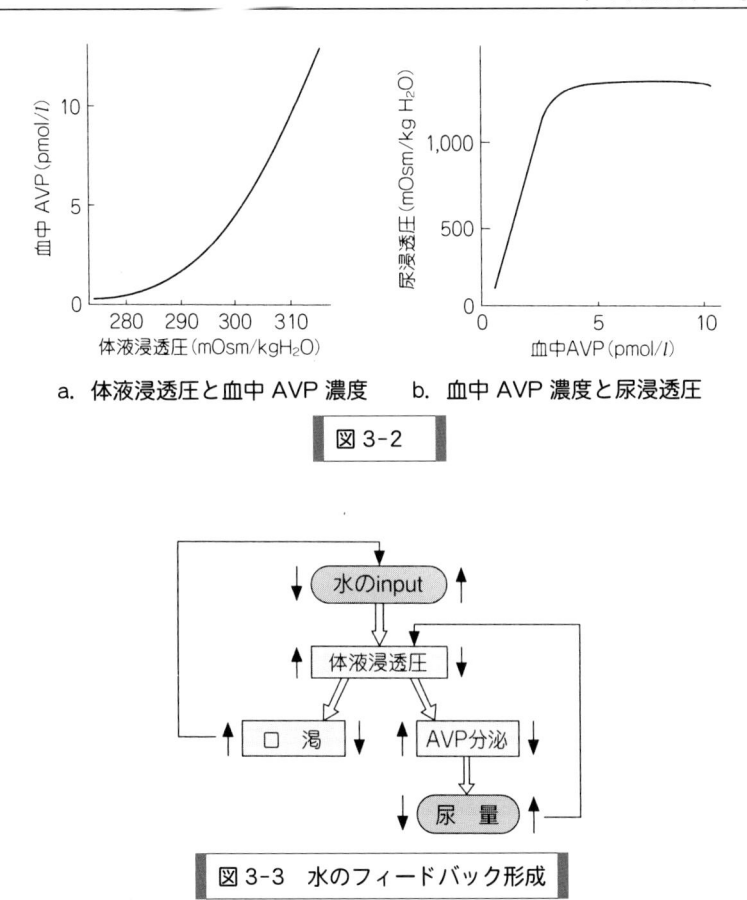

の濃縮は最大に達してしまうということである．つまり，尿濃縮による水分の保持がいかに重要な機能かが理解される．

口渇中枢に反応した飲水がない限り体内水分量はもとにもどらない

ここで留意しなくてはならないことは口渇中枢に反応して飲水という行動がない限り体内水分量はもとにもどらないということである（図3-3）．

これに対して，まず飲水などにより水の input があるとその結果として体液浸透圧が低下する．ここで口渇が抑制され，また AVP の分泌も抑制され尿は希釈されることになる．ここでは希釈された尿の排泄によって水分量がもとにもどるということである（図3-3）．

以上から明らかなように，体内の水分量の過不足は，体液浸透圧の正常の steady-state の値からの変化をシグナルとして，osmoreceptor をセンサーとして，AVP をメッセージとして，そして腎臓の集合管をターゲットとして成立しているということである．

血清 Na 濃度は体液浸透圧を表わす

ここで臨床的に重要なことは体液浸透圧はルーチンに測定はしないが血清 Na 濃度はルーチンに測定されるということである．そして，ECF 浸透圧＝ICF 浸透圧であり，ECF 浸透圧は血清 Na の濃度（PNa）のほぼ2倍ということである．

$$\text{ECF 浸透圧 (mOsm/kgH}_2\text{O)} \fallingdotseq 2 \times \text{PNa} + \frac{\text{ブドウ糖 (mg/d}l\text{)}}{18} + \frac{\text{尿素窒素 (mg/d}l\text{)}}{2.8}$$

と計算される．浸透圧は $mOsm/kgH_2O$ で表わされるが，ブドウ糖や尿素窒素（BUN）は通常 mg/dl で表示されている．ブドウ糖の分子量は180であるので，ブドウ糖による浸透圧への寄与は（正常値を $100\ mg/dl$ とする）

$$\text{ブドウ糖濃度} = 100\ mg/dl = 1000\ mg/l$$

これを $mmol/l$ にするには

$$\frac{1000}{180} = 5.5 \text{ mmol}/l = 5.5 \text{ mOsm}/l$$

となる.

尿素は分子量 60 でその 1 分子に 2 個の窒素分子を有している (N の分子量は 14). したがってたとえば 18 mg/dl の尿素窒素は 1 l について

$$\frac{180 \text{ mg}/l}{28} = 6.4 \text{ mmol}/l = 6.4 \text{ mOsm}/l$$

となる.

以上から, 正常のブドウ糖, 尿素濃度ではたかだか 10～15 mOsm/l であり, Na を主とする電解質による浸透圧が圧倒的に大きく, ブドウ糖, 尿素の浸透圧への寄与は少ない. したがって臨床的には, 通常は,

$$P_{osm} \fallingdotseq 2 \times P_{Na}$$

と考えてよい. これから自明なことは血清 Na 濃度は体液浸透圧を表わしていると理解すべきであり, この値は図 3-1 から明らかなように体内の Na+K すなわち体液に溶解している主な浸透圧形成因子としての有効な電解質, すなわち K と Na に比べて水分の過不足の状態を示しているといえる. ここで図 3-1 から,

$$P_{osm} \propto \frac{\text{体内 Na+K}}{\text{体内総水分量}}$$

となる. すなわち臨床的にしばしばみられる低 Na 血症は (Na+K) に比べて水の過剰であり, 高 Na 血症は水不足の病態を示しているということが理解されよう.

4 低ナトリウム血症（1）

ここで，臨床的にもっとも頻度の高い水・電解質代謝異常である「低 Na 血症」について考えてみよう．低 Na 血症とは血清 Na 濃度が 135 mEq/l 以下のことをいう．セミナー 3 で説明したように血漿 Na 濃度（PNa）は ECF の浸透圧 ECFosm（＝ICFosm）の半分であり，PNa は ECFosm の指標と理解すべきであることを示した．すなわち，例外を除けば低 Na 血症は低浸透圧血症を意味する．そして，低浸透圧血症とは体液の浸透圧形成因子として有効な K と Na に比べて水が過剰にあるためであると理解される．

低 Na 血症はなぜ起こる——健常人に低 Na 血症を発症させられるか

ここで，どうしたら低 Na 血症が起こるのか考えてみよう．そこでまず，われわれ健常人にどのようにしたら低 Na 血症を起こせるか考えてみよう．

これは水過剰であるから，まず 1l の水を飲んでみる．体重 60 kg とすると体液量は体重の 60％で 36l．そのうち ICF 24l，ECF 12l（表 1-1，9 頁参照）．PNa＝140 mEq/l，ECFosm＝290 mOsm/kgH$_2$O と考えてよいので，この値を基本として話をすすめよう．

飲んだ水は消化管ですべて吸収され，まず ECF にはいる．

そこで何が起こるか．まず ECFosm が低下する．ECF 12l に 1l の水が加わって 13l になったとすると，ECFosm は，

$$290 \text{ mOsm/kgH}_2\text{O} \times \frac{12}{13} \fallingdotseq 268 \text{ mOsm/H}_2\text{O}$$

に低下することになる．低下するはずではあるが実はそうではない．

ECFosm が低下すると水は細胞膜を介して ECF に比べて浸透圧の高い ICF に速やかに移るからである．したがって，水が消化管で吸収され ECF にはいると，水は ICF と ECF の両方の浸透圧が同じになるところまで ECF と ICF に速やかに分布する．つまり，ECF と ICF の量がほぼ 1：2 なので，摂取された水はこの 1：2 の割合で ECF と ICF に分布することになる．すなわち，このときの ECFosm＝ICFosm は 36 l の体液に 1 l の水が加わったので ECFosm（＝ICFosm）は，

$$290 \text{ mOsm/kgH}_2\text{O} \times \frac{36}{37} = 282 \text{ mOsm/kgH}_2\text{O}$$

となる．

ここで大切なことは ECFosm∝PNa なので PNa も同じように 36/37 の濃度，すなわち，

$$140 \text{ mEq}/l \times \frac{36}{37} \fallingdotseq 136 \text{ mEq}/l$$

に低下するということである．

低 Na 血症になると何が起こる？——低浸透圧尿の排泄

さてこのように ECFosm が低下して低浸透圧血症，すなわち低 Na 血症になると何が起こるだろうか．まずセミナー 3 で述べたように，視床下部の osmoreceptor がこの浸透圧低下を感知して，抗利尿ホルモン（ADH）であるアルギニンバソプレシン（AVP）の分泌が低下する．ECFosm＝282 mOsm/kgH$_2$O では AVP 分泌はほとんど 0 になる（図 3-2a，23 頁参照）．そしてセミナー 3 で述べたように 1〜2％の浸透圧低下で AVP 分泌は十分に抑制される．このことは上に述べたことで明らかなように，体液量が 36 l とすると 1〜2％の浸透圧のシフトは 36 l の 1〜2％，すなわち 300〜600 ml の水の過不足を osmoreceptor が感知するということである．そしてネフロンの集合管での水透過性が低下して低浸透圧尿が排泄され（図 3-2b，23 頁参照），水が尿中に排泄され体液浸透圧がもとにもどることに

なる（図 3-3, 23 頁参照）.

腎での水排泄のしくみ——Henle's loop

ここで腎での水排泄について考えてみよう（図 4-1）.

GFR＝100 ml/分で，近位尿細管で約 60%，そして Henle のループ（Henle's loop）の一番先端までで約 70%の尿が再吸収される（以下，大部分が近位尿細管で再吸収されるので，ここまでの尿の再吸収を「近位尿細管」として扱おう）．Henle's loop の上行脚の特徴は何か．それは水の透過性のないことである．腎臓の髄質部では Henle's loop の先端から尿が上行脚を上昇するにつれて NaCl が受動的に尿細管腔内から間質へと移動して，尿は loop の先端の高浸透圧（約 1,200 mOsm/kgH$_2$O）から次第に低下し，髄質外層部に入ると尿浸透圧は 400〜600 mOsm/kgH$_2$O にまで低下してくる．ここから Henle's loop の太い部分で NaCl は能動輸送によりさらに管腔内から間質へと汲み出される（この部分は Na, K-ATPase 活性がきわめて高い）．しかし，この部分でもやはり水の透過性がないので尿は次第に等張から低浸透圧になり，遠位尿細管に到達するときには尿は常に約 100 mOsm/kgH$_2$O ときわめて低い浸透圧になっている．

すなわち糸球体で濾過された 100 ml/分から近位尿細管で再吸収された（70%）70 ml/分の残りの 30%すなわち 30 ml/分が再吸収されずに遠位尿細管に 100 mOsm/kgH$_2$O の低張尿となって到達する．この尿は ECFosm，すなわち糸球体で濾過された尿の浸透圧の約 1/3 である．すなわち，濾過された 290（約 300 として考えよう）mOsm/kgH$_2$O の尿が Henle's loop の上行脚で 100 mOsm/kgH$_2$O にまで希釈されたことになる．すなわち，ここの尿 30 ml/分の 10 ml/分が等張（300 mOsm/kgH$_2$O）であり，20 ml/分は溶質のない純水あるいは自由水（free water）ということになる．これが Henle の上行脚が希釈部（diluting segment）と呼ばれる理由なのである．

図4-1のキャプション周辺:

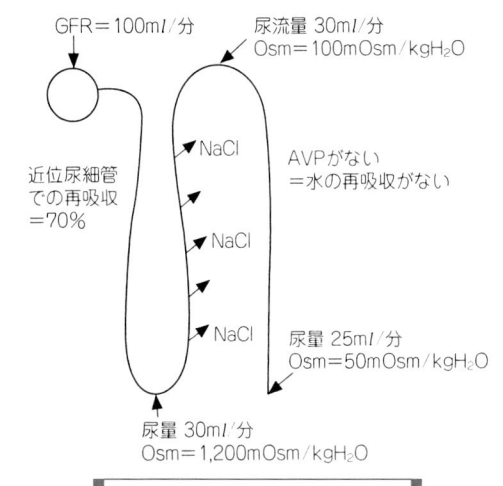

図中ラベル:
- GFR＝100ml/分
- 尿流量 30ml/分　Osm＝100mOsm/kgH₂O
- NaCl
- AVPがない ＝水の再吸収がない
- 近位尿細管での再吸収＝70％
- NaCl
- NaCl
- 尿量 25ml/分　Osm＝50mOsm/kgH₂O
- 尿量 30ml/分　Osm＝1,200mOsm/kgH₂O

図4-1　ネフロンでの水排泄

AVPがなければ集合管では水の再吸収はない

ここから集合管に向けては尿は遠位尿細管，皮質集合管，髄質集合管を通るが，AVPが分泌されていない状態になっているので，集合管での水の再吸収は行われず，NaClなどの再吸収はあるので，約25 ml/分（皮質集合管に到達する前に一部の尿はAVPがなくても再吸収される）の約50 mOsm/kgH₂Oの低浸透圧尿が排泄される．ここで，ECFosm ≒ 300 mOsm/kgH₂Oであったから，50 mOsm/kgH₂Oの尿ということはその約1/6が等浸透圧（isotonicな）尿で，5/6が溶質を含まない自由水（free water）ということになる．すなわち25 ml/分の5/6，つまり約20 ml/分のfree waterが排泄されることになる．

「Osmoreceptor―AVP分泌抑制―腎の反応」調節系 ――自由水（free water）の排泄

　以上のことは何を意味するのか．20 ml/分ということは1時間では20 ml/分×60分＝1,200 ml/時であり，1時間に1.2 l の自由水（free water）を排泄できるということである．これがわれわれの浸透圧調節系の水過剰による体液希釈に対する「osmoreceptor―AVP分泌抑制―腎の反応」系の最大反応ということになる．すなわちこの調節系が正常に機能していれば1.2 l/時の飲水を続けていても体液浸透圧はごく少量（このモデルでは ECFosm で約 282 mOsm/kgH$_2$O，PNa で 136 mEq/l）までの低下で自由水を排泄し続けることが可能であるということである．ということは「PNa が 135 mEq/l 以下」という低Na血症は，このような1.2 l/時というような水負荷があったとしても，健常人ではきわめて起こりにくいということが理解できよう．つまり，健常人に低Na血症を起こすことはきわめて難かしそうだということである．

　ではなぜ低Na血症が起こるのだろうか．

4. 低ナトリウム血症 (1)

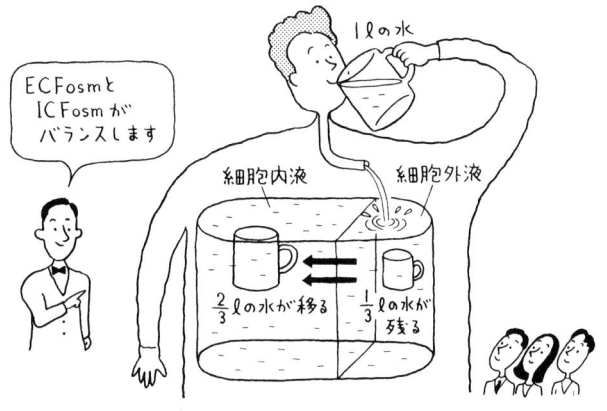

水 1 l を飲ませ低 Na 血症を起こさせてみると

5 低ナトリウム血症（2）

前回のセミナー4では，健常人に水を負荷したときにどのような反応が生体で起こるか，について説明してきたが，ここで明らかなことは，

「ECFosm の低下──→osmoreceptor を介した AVP 分泌低下──→集合管水透過性低下──→自由水（free water）の排泄」

という反応により，水の摂取量が 1～1.2 l/時間を超えなければ毎時 1～1.2 l の自由水を尿に排泄できるので低 Na 血症にはならない，ということである．

体液浸透圧の低下はなぜ起こる──自由水を排泄できないメカニズム

それでは，臨床的にもっとも頻度の高い血清電解質濃度の異常である「低 Na 血症」，すなわち体液浸透圧の低下はどのようにして起こるのか．ここまでの説明で明らかなことは，上に述べたような反応が正常に起こらない，すなわち ECFosm 低下にもかかわらず低浸透圧の尿，すなわち自由水を排泄できない，ということになる．

これは，前回からの説明からすると，大別して2つのメカニズムに区分できる．すなわち，

① free water を作っている Henle の上行脚（diluting segment）に十分量の尿が到達しない，あるいは，

② ECFosm が低いにもかかわらず AVP の分泌が持続しているために集合管での水の透過性が亢進している．

この①，②のいずれかがあるために低浸透圧の尿を排泄できないのである．

①については，a) GFR がきわめて低いので十分量の free water が作れない，すなわち急性あるいは慢性の腎不全，b) GFR が低下していなくても近位尿細管での尿再吸収がきわめて亢進している，の2つが考えられる．

たとえば，①-a) の例としては，急性腎不全で乏尿の人に 1〜2l の水負荷をすれば低 Na 血症になることは明らかであろう．

①-b) はどうであろうか．このような病態は有効動脈血流量低下であり，心不全，ネフローゼ症候群，肝不全などがある．このような病態では，近位尿細管での再吸収がきわめて亢進しており，したがって Henle の上行脚へ到達する尿量（"distal delivery" という）が低下している．そこで作られる free water の絶対量が低下している．しかもさらに以下に述べるように，このような病態では ECFosm 低下にもかかわらず AVP 分泌が亢進しているので尿が濃縮される．すなわち低浸透圧尿を作ることができない．

②についてはどうか．体液浸透圧以外にも AVP 分泌を調節する因子があることを考えてみよう．

ECFosm の変化が AVP 分泌を調節し，しかも ECFosm の 1〜2% の変化に AVP 分泌が反応することはすでに述べた．低 Na 血症では ECFosm は低下しているのであるから，このメカニズムでの AVP 分泌は抑制されているはずである．しかし，ECFosm のほかにも AVP 分泌を調節する因子がある．これを表 5-1 に示す．これらのうち，病態生理学的にも，また臨床的アプローチからも表 5-1 (1) の ECF volume 低下がもっとも重要である．この ECF volume の低下はまず，おそらく左房圧の変化として感知され副交感神経系を介して AVP 分泌を刺激する．さらに ECF volume が低下すると血圧が低下し，これは大動脈圧の低下として感知され，同じく求心性副交感神経系を介して，AVP 分泌を刺激する．

この ECF volume の変化に対する AVP 分泌の反応は ECFosm の変化に対するほど鋭敏（sensitive）ではないが，強力である．すなわち，ECFosm の 1〜2% の変化に対して AVP 分泌が変化するのに

表5-1 体液浸透圧以外 (non-osmolar) のAVP分泌刺激因子

1. 生理的 (physiological) メカニズム
   - 細胞外液量 (ECF volume) あるいは有効動脈血流量の低下
   - 血圧の低下
2. 薬理的 (pharmacological) メカニズム〔主なもののみ〕
   - ニコチン
   - バルビタール
   - β交感神経刺激薬
   - chlorpropamide[*1]
   - vincristine
3. 神経学的 (neurological) メカニズム
   - ストレス,疼痛,嘔吐など
4. 内分泌的 (endocrinological) メカニズム
   - 糖質コルチコイド欠乏[*2]
   - 甲状腺機能低下症

[*1] chlorpropamideはAVP分泌刺激のみならず集合管のAVPに対する水透過性亢進反応を増強させる.

[*2] Addison病では糖質コルチコイドと鉱質コルチコイド両者が欠乏するので,後者の欠乏によりECF volumeが低下してAVP分泌を刺激するメカニズムも存在する.ACTH欠乏では鉱質コルチコイド欠乏はなく糖質コルチコイドのみ低下するが,このときにECF volumeは正常だがAVPの分泌は刺激されているし,また集合管の水透過性も完全に低下しないので低Na血症がみられる.

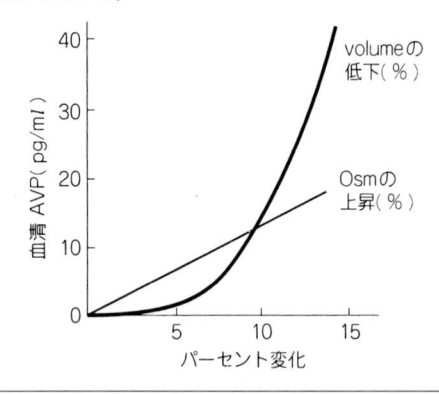

図5-1 ECFの浸透圧 (Osm) と量 (volume) の変化 (%) に対するAVP分泌の亢進

対して，ECF volume の変化に対しては，5〜8％程度の低下があってはじめて AVP 分泌が刺激されるが，AVP 分泌の程度はより強く刺激される．これを図 5-1 に示した．

低 Na 血症へのアプローチのポイント

以上のように考えると低 Na 血症へのアプローチはその病態生理から，次のように考えるのが臨床的にももっとも優れていて理解しやすい．

まず低 Na 血症なので ECFosm の変化による AVP 分泌の刺激はないので，表 5-1 の non-osmolar の AVP 分泌の刺激因子のうち，一番重要な ECF volume を評価して，1）ECF volume 増加，2）正常，3）低下の 3 つを判定する．これは理学的所見で判断することになる．皮膚，粘膜の乾燥，血圧低下（とくに起立性の血圧低下は有力な判断材料になる），脈拍増加などは ECF volume 低下を意味する．浮腫は ECF volume 増加を意味する．これらの所見がないときは，ECF volume はほぼ「正常範囲」と判断する．

次に尿中 Na 濃度（スポット尿でよい）が ECF volume の変化に腎臓がどう反応しているかの判断材料に役に立つ．細胞外液量が低下していたり，有効循環血漿量が低下したり，血圧が低下すれば，腎臓では細胞外液量を維持しようとして Na を最大限に再吸収しようとする．したがって腎臓が適切に作動していれば尿 Na 濃度は低くなっているはずである．

これらをまとめてフローチャート（図 5-2）で示した．このチャートに示したことを，いままで理解してきた水代謝の病態に沿って考えてみよう．

いままで述べてきたことから明らかなように，①PNa は ECFosm を表わすのであり，したがって，ECF の量を規定している Na とは何の関係もないことであるということを認識すること，しかし②臨床的なアプローチとして，低 Na 血症の病態を理解するのに ECF 量の変化（Na 量によって規定される）を判断することが重要だという

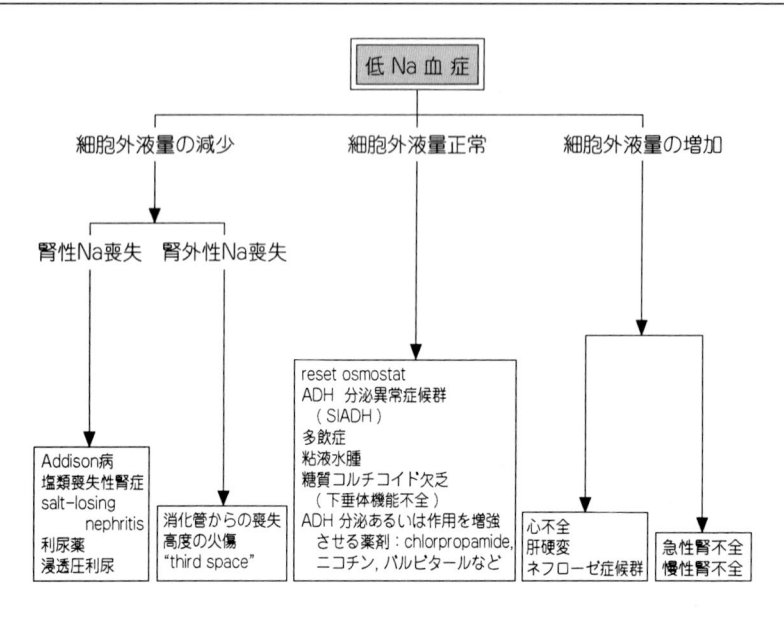

図 5-2 低 Na 血症へのアプローチ

```
                           低 Na 血症
          ┌────────────────┼────────────────┐
   細胞外液量の減少      細胞外液量正常      細胞外液量の増加
```

- 細胞外液量の減少
  - 腎性Na喪失
    - Addison病
    - 塩類喪失性腎症
    - salt-losing nephritis
    - 利尿薬
    - 浸透圧利尿
    - （尿 Na 濃度 >20mEq/l）
  - 腎外性Na喪失
    - 消化管からの喪失
    - 高度の火傷
    - "third space"
    - （尿 Na 濃度 <10mEq/l）
- 細胞外液量正常
  - reset osmostat
  - ADH 分泌異常症候群 (SIADH)
  - 多飲症
  - 粘液水腫
  - 糖質コルチコイド欠乏（下垂体機能不全）
  - ADH 分泌あるいは作用を増強させる薬剤：chlorpropamide, ニコチン, バルビタールなど
  - （尿中 Na 排泄≒Na 摂取量）
- 細胞外液量の増加
  - 心不全
  - 肝硬変
  - ネフローゼ症候群
  - （尿 Na 濃度 <10mEq/l）
  - 急性腎不全
  - 慢性腎不全
  - （尿 Na 濃度 >20mEq/l）

ことである.

この ECF は体内 Na 量を表わすけれども, PNa の変化とは直接には関係がないことも理解されよう.

SIADH について

SIADH（ADH 分泌不適症候群 syndrome of inappropriate antidiuretic hormone secretion）は低 Na 血症を示す症候群である. 低 Na 血症があるので non-osmolar の ADH 分泌刺激が存在している. それらの刺激には表 5-1 に示すようなものをまず除外しなくてはならない. これらを除外するのには病歴, 身体理学所見（ECF 量の低下

の有無),薬剤服用などをチェックしたうえで,腎不全,甲状腺機能低下症,Addison 病,糖質コルチコイド欠乏症などを除外する必要がある(表 5-1,図 5-2).これらが,通常の SIADH の診断基準を満たすものである.すなわち,これらの non-osmolar stimuli が存在して,水分の摂取があれば(通常の食事をしていれば水分の摂取があるので ADH 分泌が接続していれば低 Na 血症になる)低 Na 血症が維持される.これらの刺激が存在していれば,"inappropriate"ではなく,すなわち低 Na 血症にもかかわらず"appropriate"に ADH 分泌が持続している病態ということになる.SIADH にはならない.

SIADH の原因

SIADH は主に 3 つの病態に分けることができる.1 つはなんらかの病変が,胸郭内に存在する場合,2 つはなんらかの病変が頭蓋内にある場合,そして 3 つ目は Guillain-Barré 症候群のようないろいろなその他の原因によるものである.1 と 2 の病変は,炎症,腫瘍,出血,外傷などなんでもよいようである.これらの病変がなんらかのメカニズムで ADH 分泌を刺激する.とくに肺の小細胞癌では時に ADH 分泌するものがあり,SIADH を示すことがある.

SIADH での血中 ADH

SIADH の症例で図中 ADH を測定した結果を検討してみると,およそ図 5-3 のようになる.図をみてよく考えると,わかってくることは,A と C は低 Na 血症の範囲で ADH の分泌が正常のように完全に抑制されないための低 Na 血症であることが理解される.しかし,PNa が上昇するにつれて ADH 分泌は上昇するが,その閾値が A では異常であり,C では正常である.すなわち,C では脱水などの時には,ADH は正常に作動することが予測される.

B は低 Na 血症がさらに進行すれば ADH 分泌は正常と同じように完全に抑制され,自由水を含んだ低張尿を排泄する.この例は,単に,ADH 分泌の体液浸透圧に対する閾値が左にシフトしただけで

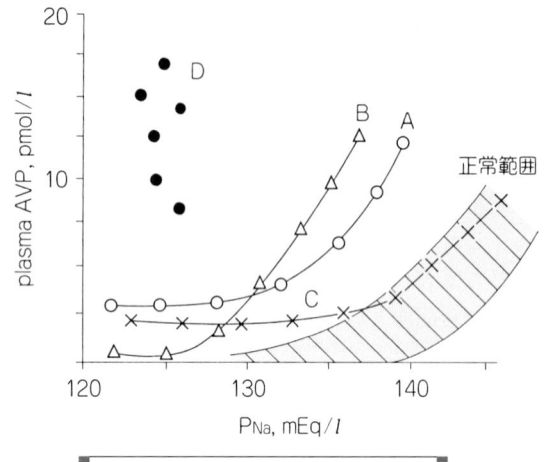

図 5-3 SIADH 症例の血中 ADH

あり，たとえば，

$$PNa = 130 \text{ mEq}/l$$

を正常と認めて ADH 分泌が作動している．これは osmoreceptor の "re-setting" のための低 Na 血症と理解される．とくに治療を必要としないことが多い．

D は PNa すなわち体液浸透圧とまったく関係なく ADH 分泌が起こっていることを示唆する．ADH 産生悪性腫瘍による SIADH にみられる．

SIADH の治療

低 Na 血症の治療の基本は，他の多くの病態と同じで，まず原因の除去を考える．さらに低 Na 血症の治療はその症状による．通常，低 Na 血症の症状は中枢神経症状であり，低 Na 血症の程度と，低 Na 血症の成立の速度による．同じ 125 mEq/l の低 Na 血症でも慢性の場合，無症状のことが多いが，急性の症例では痙攣，昏睡など重

篤な中枢神経症状を示すこともある．

慢性の重篤な症状のない場合の治療は飲水制限でよい．これは一般に食事摂取が十分な場合はなかなか難かしい．そこで1日1〜2回 furosemide を投与し，10〜15 g の食塩の摂取量としておくのも有効である．ループ利尿薬で尿はほぼ等張（約 300 mOsm/l）となり，尿中の (Na+K)×2，すなわち電解質はこの 300 mOsm/l の約50%になる．すなわち 2l の尿について 1l がほぼ体液浸透圧と等張の尿であることになる．したがって，1l の自由水が除かれることになる．尿に失われる Na+K を補給して，軽い水分制限で低 Na 血症は改善されることになる．

急性の低 Na 血症の治療

急速に体液浸透圧が低下すると痙攣，昏睡などの重篤な中枢神経症状を呈する．急速に低 Na 血症を〜125 mEq/l 程度までに改善しなくてはならない．3% NaCl 50〜100 ml 点滴などが試みられる．うっ血性心不全，浮腫などのある場合は 3% NaCl 負荷は危険であるので，まず furosemide 静注して 1〜3% NaCl を点滴静注する．低 Na 血症の改善は 1〜2 mEq/l/時間を超えないようにするとともに 125 mEq/l までに改善されたら，症状をモニターしながら，より緩やかに改善をはかる．急速な改善は，central pontine myelinolysis といわれる脳幹の障害をきたす可能性があり，避けなければならない．

6 高ナトリウム血症

 これまで水バランスの調節系である「体液浸透圧の変化——osmoreceptor——抗利尿ホルモン——集合管の水透過性」と，血清Na濃度を体液浸透圧 ECF osm＝ICF osm の測定値として理解すべきであることを説明してきた．そして臨床的にもっとも頻度の高い体液調節系異常としての低Na血症を取り上げて解説をすすめてきた．さて，ここでは高Na血症について考えてみよう．

高Na血症が起こるわけ

 血清Na濃度（PNa）が $150\ mEq/l$ 以上のときを高Na血症というのが一般的である．このとき，体液浸透圧は約 $2\times PNa$ であり，ECFosm は例外なく上昇している．さて，どうしてこのようなことが起こるのだろうか．

 すでに述べた水バランスの調節系から考えてみれば明らかなように，経口にせよ何にせよ水の摂取がないと，不感蒸泄で毎日約 $600\ ml$ の水が体から失われる．一方で，代謝水として約 $200\ ml$ の水が産生されるので毎日正味約 $400\ ml$ の水が失われ，したがって PNa が上昇してくる．PNa が上昇すると，まず口渇中枢が刺激され，摂水という行動が起こる．そして，抗利尿ホルモンの分泌も刺激され，尿は最大に濃縮され体液の喪失を最小限にするという腎での反応が起こる（図3-3，23頁参照）．

 一方，口渇中枢の刺激に反応して飲水行動が起こるので，PNa は正常へともどり水バランスが維持されることになる（図3-3，23頁参照）．これらの口渇中枢の刺激と抗利尿ホルモン分泌の反応はECFosm あるいは PNa の1～2％の上昇で起こるし，また飲水行動

高 Na 血症は飲水が不可能な環境で起こる —— 老人，乳幼児

　以上から理解されるように高 Na 血症がみられるのは通常は飲水が不可能な環境でしかみられない．すなわち意識障害があるとか（口渇を訴えられない，あるいは喋れない），意識はあっても動けない（身体を動かせない，誰も介助していない），あるいは動けても水がない（砂漠の中——こういう患者はなかなか診れないが——）という場合，などに限られる．したがって日常の臨床的な例では，上記のような状況におかれている老人，赤ん坊などが不感蒸泄で失われる水分を自発的に経口的に摂取できない場合などに限られる．また高濃度の NaCl あるいは $NaHCO_3$ の投与（経口あるいは点滴などによる）をされ，しかも水分投与をされていない赤ん坊などにみられる．

高 Na 血症の成因

　このように考えてくると，高 Na 血症には不感蒸泄などでほぼ純粋に水のみが失われてくる場合と，Na が増加すなわち ECF 量が増加している（NaCl，$NaHCO_3$ 投与など）にもかかわらず水分が不足している場合がある．さらにもう 1 つには，尿中に水が失われていく病態，すなわち尿崩症があることが理解されよう．これらについて示したのが表 6-1 である．

　この表の中での「3．Na 貯留」には鉱質コルチコイド過剰があるが，この場合の高 Na 血症は，血清 Na 濃度 145～150 mEq/l ぐらいの範囲であり，明らかな高 Na 血症（血清 Na 150 mEq/l 以上）ということはきわめてまれである．

高 Na 血症の治療

　さてここまでの話で，高 Na 血症のほとんどが，水分喪失をきち

表6-1 高Na血症の成因

1. 水分喪失
    a. 不感蒸泄,発汗の増加
        1) 発汗の増加:発熱,高温環境
        2) 火傷
        3) 呼吸器感染症
    b. 腎からの水喪失の増加
        1) 中枢性尿崩症
        2) 腎性尿崩症
        3) 浸透圧利尿
    c. 視床下部の障害
        1) 口渇の低下
        2) 本態性高Na血症
2. Naの過剰負荷
    a. 高張NaCl, $NaHCO_3$溶液の投与
    b. Naの過剰摂取
3. Na貯留
    a. 原発性アルドステロン症
    b. Cushing症候群

んと補充できない(意識がないとか),補充しなかったことから生じていることがわかったと思う.したがって治療は水を投与することになるが,どうしたらよいだろう?

実際は5%ブドウ糖液を点滴することになる.蒸留水を点滴すると,浸透圧がゼロのため急速に静注した場合などには一部に溶血を起こしてしまう.これに対して5%ブドウ糖液は等張であり,溶血を起こさないが,ブドウ糖がその後代謝され,結局自由水を入れたのと同じになるのである.

それではどのくらいの水が必要だろうか? 水の不足分＝全身の水の量×[1－(140/現在のNa)]で計算できるので,体重60 kg, Na 160 mEq/lの人は,60×0.6×(1－140/160)＝4.5 lと推定される(も

ちろんこの量をいきなり全量投与するわけではない). このほかに, 尿崩症のように高 Na 血症を起こしやすい病態では, 尿中の電解質濃度が低い (つまり自由水が多い) ことが多いので, 抗利尿ホルモンを使うこともあるし, また利尿薬を使用することもある.

それでは, どのくらいのスピードで血清 Na 濃度を補正したらよいのだろうか？ 通常は $1 \sim 2 \, \text{mEq}/l/\text{h}$ のスピードで 1 日 $12 \, \text{mEq}/l$ 以下が無難である.

高 Na 血症になって数日たつと, 脳細胞が高張な環境に対応して細胞内に浸透圧物質を産生している. このような場合は, 急に補正すると, 細胞外から細胞内への水のシフトが起こり, 脳浮腫が生ずる危険性があるからである.

尿崩症の病態──低浸透圧の多尿

ここで尿崩症について考えてみよう. この病態は水調節系の key player の 1 つである, 抗利尿ホルモンの分泌の欠乏 (中枢性尿崩症 central diabetes insipidus；central DI) あるいはその集合管での作用不全 (腎性尿崩症；nephrogenic DI) に分けられるが, ともに尿を濃縮することができないために, 常に低張尿が排泄され, ECF osm が上昇する. しかし, ここで重要なことは尿崩症では明らかな高 Na 血症がないことである. 何故か？ それは尿崩症では口渇中枢は正常であり, ECFosm の小さな上昇に反応して飲水を続けているからである. すなわち尿崩症は高 Na 血症として発見されるのではなく, 「多尿」が主訴であり, 口渇が主訴であり, しかもこれが「低浸透圧の多尿」であるというのが特徴であることがわかる.

腎性尿崩症

さて腎性の尿崩症については, 最近さまざまなことがわかってきた. この病気は抗利尿ホルモンの集合管での作用がみられないか, その作用が低下しているのである. 後者は低 K 血症や高 Ca 血症のときにも生ずる. 一方, 腎性尿崩症は重要な分子の遺伝子異常で起

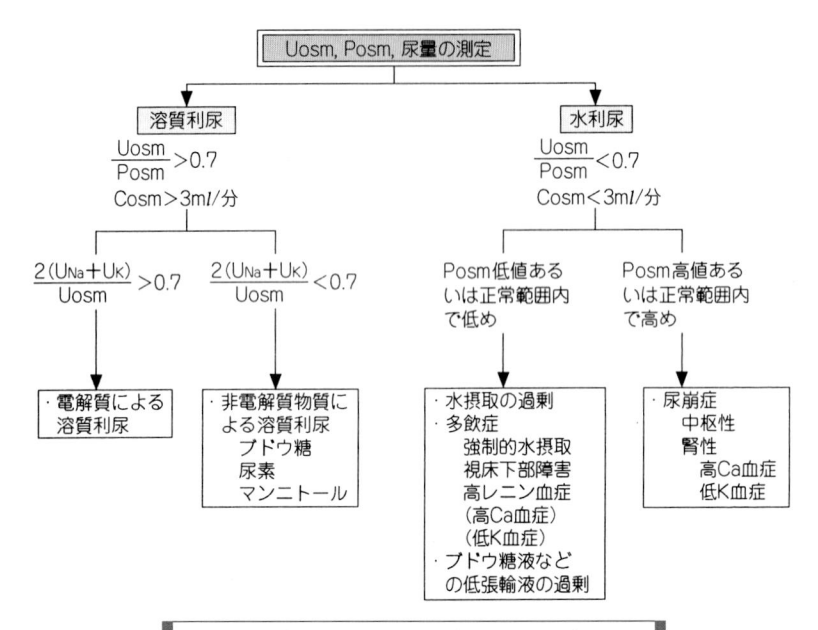

```
                    ┌─────────────────────────┐
                    │ Uosm, Posm, 尿量の測定  │
                    └────────────┬────────────┘
                    ┌────────────┴────────────┐
              ┌─────┴─────┐             ┌─────┴─────┐
              │  溶質利尿  │             │   水利尿   │
              └───────────┘             └───────────┘
           Uosm/Posm > 0.7            Uosm/Posm < 0.7
           Cosm > 3mL/分              Cosm < 3mL/分
```

図中:

- 2(UNa+UK)/Uosm > 0.7 → ・電解質による溶質利尿
- 2(UNa+UK)/Uosm < 0.7 → ・非電解質物質による溶質利尿　ブドウ糖／尿素／マンニトール
- Posm低値あるいは正常範囲内で低め → ・水摂取の過剰　・多飲症（強制的水摂取／視床下部障害／高レニン血症／(高Ca血症)／(低K血症)）・ブドウ糖液などの低張輸液の過剰
- Posm高値あるいは正常範囲内で高め → ・尿崩症　中枢性／腎性／高Ca血症／低K血症

図6-1　病態生理からみた多尿へのアプローチ

こることがわかってきている．1つは，水チャンネル（水が細胞を通過するときに必要な穴）であるアクアポリン2の遺伝子異常で，常染色体優性である．もう1つは，抗利尿ホルモンの受容体であるV2受容体の遺伝子異常で，X染色体劣性遺伝をする．

多尿へのアプローチ

多尿は単純な飲水量低下や尿崩症以外の原因でも生じうる．多尿の病態には尿崩症を含めた「低張尿」の多尿と，浸透圧利尿に代表される「等張尿」とに大別できる．ここで「低張尿」には中枢性および腎性尿崩症があるが，この2つのほかに，心因性の多飲症か，低張輸液の過剰投与も尿崩症と同じような低張性の多尿を示すこと

がわかる．

　ここで低張性多尿と等張性多尿とを踏まえた多尿のアプローチについて示したのが図 6-1 である．等張性多尿についてはここでは説明を省略するが，低張性多尿すなわち「水利尿」の病態についてはよく理解してもらえると思う．ここで注意しておくことは，尿崩症は「水利尿」により水が不足し，それに反応して多飲があるので PNa（あるいは ECFosm）が正常範囲内で高めの値を示すことである．水摂取の過剰が一次的にあって「水利尿」が起こる心因性多飲症などでは，まず PNa（あるいは ECFosm）が低めになり抗利尿ホルモン分泌が抑制されて自由水が排泄される，という病態であることが理解できよう．

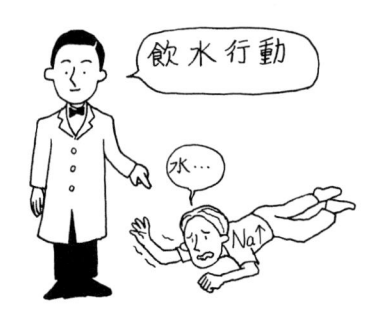

7 体液量と輸液

体液量の評価

さて,セミナー2から6の内容を思い出してみよう.

Na濃度の異常は,血漿浸透圧の異常であって,Naの量の異常ではないことが理解できただろうか? Naの量の異常は,体液量の異常となって現れる.

ここでは,体液量とその変化をどのようにして評価するかについて整理してみよう.評価といっても,検査をたくさんするということではなく,なるべく身体所見とその変化で判断していこう.最近は,所見の感度や特異度までわかってきているが,ルーチンの診察の中で総合的に判断するべきものである.検査もなるべくルーチン検査の情報を利用して,特殊な検査は確認の意味で,作業仮説を立てた上で目的をもって行うべきものである.

まず体重を測ろう

まず,体液量全体の評価は,体重が最も簡単で便利である.無理してでも一度は体重を測っておこう.入院したら週に1回は測ってもらうとよい.

体液量が増加している場合は,もちろん体重は増えており,末梢の浮腫,高血圧や肺のラ音が生じているかもしれない.胸水や腹水も生じているかもしれない.静脈圧が中等度上昇すると,坐位や立位でも頸静脈の怒張がみられるようになる.上体を起こして,胸骨角から怒張した外頸静脈の上端までの高さに5cm加えたものが右房圧と考えてよい.検査では,心胸郭比の拡大,中心静脈圧の上昇,

超音波で下大静脈径の増大と呼吸性の変化の消失などが参考になる．

一方，体液量が減少している場合は，もちろん体重は減っており，自覚症状として口渇やふらつきなどが出現する．口腔内や腋窩の乾燥，皮膚のツルゴールの低下がみられ，末梢の循環不全のため四肢冷感，毛細血管の再充満遅延がみられる．循環血漿量が低下すると，脈拍増加，血圧低下，起立性低血圧，頸静脈虚脱，尿量の減少などがみられる．検査では，BUN/Cr 比の上昇，血清アルブミン値，ヘマトクリットの上昇などがみられ，中心静脈の低下，下静脈径の虚脱や呼吸性変動の増大がみられる．

これまで「体液」というあいまいな表現を使ってきたが，最初に説明したように，体液は細胞外液と細胞内液に分かれ，細胞外液はさらに血漿と間質液に分かれている．あとで説明する輸液の内容や量の決定には，もう少し細かく評価することが求められる．

実は，体液量，主に細胞外液量は明らかに増加しているのだが，循環血漿量は減少している場合があるのである．ネフローゼ症候群で急激に浮腫を生じた場合や腹水のある人に利尿薬を使った場合などである．

それでは，上に示した身体所見や検査所見の中で，特に循環血漿量の減少を示唆するのはどれか，一度じっくり考えてみて欲しい．

「脱水」にもいろいろある

日本語では「脱水」というが，これは細胞外液量減少（volume depletion）と細胞内液量の減少をも伴う dehydration の両方を含むあいまいな用語であることにも注意しておこう．

同じ脱水といっても，水と塩分が必ずしも均等に失われるわけではない（図 7-1）．均等に失われるつまり等張性脱水では，細胞内外の水の移動はなく，基本的には細胞外液が失われる．

低張性脱水では低 Na 血症を生じ，細胞外から細胞内に水が移動するので，起立性低血圧や頻脈などの細胞外液（循環血漿量）の減

体重60kgの成人の体液構成

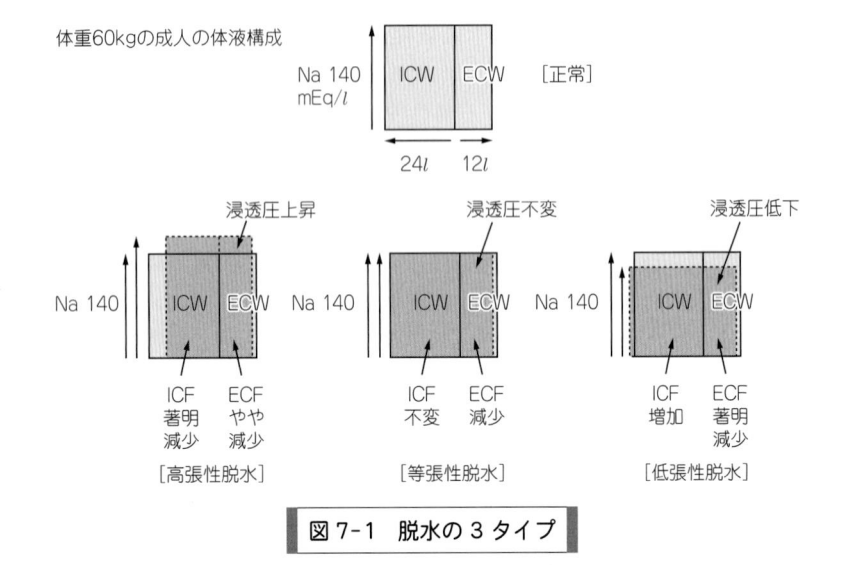

図7-1 脱水の3タイプ

少の症状が強く出る．脳浮腫も起こすので神経症状も強く出るのが特徴である．

　一方，高張性脱水では高Na血症を生じる．つまり，細胞外液が高浸透圧になるので，細胞内から細胞外に水が移動する．その結果，循環血漿量低下による所見は軽いが細胞の脱水が強いので口渇が強くなる．急性の場合は中枢神経症状が出ることもある．

輸液について

　さて，「点滴をする」というのはよく行われる治療であるが，どんな人に，どのような内容の液を，どのくらいの量，どのくらいのスピードで，どの血管に，何を使って入れているかを考えたことがあるだろうか？

　実際に病棟や病院の薬剤リストをみると，さまざまな名前のついた，ものすごい数の輸液製剤が並んでいる．いったい主治医はどう

やって選んでいるのだろう？

どの輸液を選ぶのか

ここでは，とりあえずその内容の違いについてだけ理解しておこう．

直接末梢血管に入る液を，その Na 濃度で分けてみると，最も高いのが 0.9％の NaCl を含む生理食塩液（154 mEq/l）である．ちなみにリンゲル液といわれるものは，Na 濃度は 130 mEq/l だが，そのほかに K, Ca や乳酸か酢酸を含むので，浸透圧は生理食塩液と同じく等張（約 300 mOsm/kg H_2O）である（「生理」食塩液である理由）．

これを聞いて，何かを思い出さないだろうか？

そう，細胞外液の組成に近いことに気づくだろう．それでは，生理食塩液を 1l 点滴したらどのようになるだろうか？

生理食塩液は，細胞外液および細胞内液と等張であるから，水も電解質も細胞内外で移動はなく，投与した細胞外液にとどまる．血管内と間質の分布も均一なので，血管内に残るのはこのうち約 250

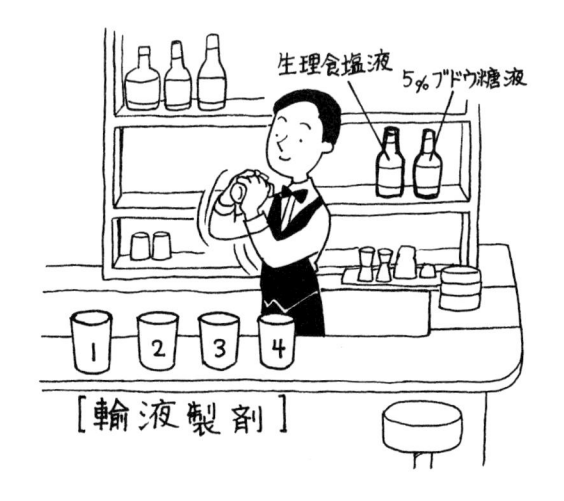

生理食塩液　5%ブドウ糖液　1/3生理食塩液(ソリタT3など)　アルブミン液

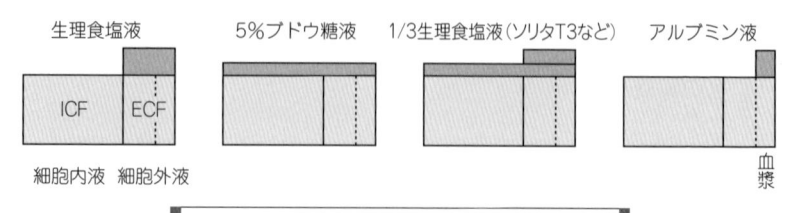

ICF　ECF

細胞内液　細胞外液　　　　　　　　　　　　　　　　　　　　　　血漿

図 7-2　輸液の種類による体内分布の違い

ml となる．これに対してアルブミンや血漿製剤は血管壁を通過しないので，血管内にすべてとどまることになる．

逆に，最も Na 濃度が低いのは 5%ブドウ糖液（0 mEq/l）である．この液もほぼ等張（278 mOsm/kg H$_2$O）だが，輸液されるとブドウ糖は速やかに代謝されるので，水（free water）を輸液したのと同じになる．

そうすると 5%ブドウ糖液 1l を点滴するとどうなるだろうか？水は体液に均等に分布する．すなわち，2/3 が細胞内液に，1/3 が細胞外液に分布する．血管内にとどまるのは，細胞外液の 1/4 なので，100 ml 以下にすぎないことが理解できよう（図 7-2）．

さて，実にさまざまな輸液があるが，結局この 2 つを異なる比率で混ぜたものである．その中間の液は生理食塩液の 1/2，1/3，1/4 と考えると理解しやすい．これ以外の違いは，K が入っているかどうか，乳酸か酢酸が入っているのか程度の差である．

したがって輸液をするときは，その目的すなわち循環血漿量を増やしたいのか，細胞外液を補充したいのか，細胞内液も含めて補充したいのかをよく考えて，輸液の内容を決めて，それに最も近い製剤で手近にあるものを選ぶようにすればよいわけである．

食べられないときに，どのくらいの点滴が必要か

絶食にしている患者さんには 1 日どのくらいの点滴をすればよいのだろうか？　とりあえず水の量について考えてみよう．

その前に，たっぷり食事ができる場合の水バランスについて考えてみよう．バランスが保たれているとすると，
入ってくるのは（以下の数字は概略の量である），

　食事（1,500 ml）＋飲水（1,000 ml）＋代謝水（300 ml）＝2,800 ml

そうすると，腎臓が正常にはたらいて，水バランスを保っているとすると，
出て行くのは，

　　　　便（100 ml）＋不感蒸泄（900 ml）＋尿＝2,800 ml

で，尿量は 1,800 ml となる．

　それでは，食事も水も取れないときに，1 日尿を 1,000 ml 出すには，どれだけ点滴すればよいだろうか？

　　点滴＋代謝水（300 ml）＝便（100 ml）＋尿（1000 ml）＋
　　不感蒸泄（900 ml）

であるので，点滴は水として 1,700 ml 必要なことがわかる．

　すなわち，希望する尿量分＋700 ml を点滴すべきということである．これに加えて，下痢をしていたり，発熱があって不感蒸泄が増える場合は，もっと輸液しなければいけない．

　体液量が急速に変化しているときは状況が異なるが，安定している場合の輸液量はこのように決めればよい．中身については，その目的と状況に応じて決めることになる．

8 カリウムの調節系

カリウム（K）は身体で約 4,000 mEq あるが，その大部分が細胞内にある．事実 K は細胞内液（ICF）の主な陽イオンであり，細胞外液（ECF）の Na と対照的である．細胞膜にある Na, K-ATPase は ATP を使って ICF から Na を汲み出し ECF から K を常に汲み込んでいるポンプであり，この細胞膜を介した Na と K の分布の際立った違いが細胞機能に必須である．このような ICF と ECF の Na と K は，それぞれの濃度勾配と細胞膜の Na, K-ATPase によって作られる膜電位（細胞内側が $-60 \sim -80$ mV）により常に K は ICF から ECF と受動的に流れ出し，Na は ECF から ICF へと流れ込み，これをもとにもどすのに ATP というエネルギーが常時使われている（図 1-2, 9 頁参照）．

細胞内外の K 濃度

ICF の K 濃度は約 100 mEq/l であり，ECF は血清の K 濃度であり 3.5〜5.0 mEq/l 程度で ICF の K 濃度に比べればきわめて低い値に維持されている．そしてこの ECF の K 濃度が 6.0 mEq/l を超えると心電図（ECG）異常が生じ，7〜8 mEq/l になると心停止にいたる．高 K 血症は medical emergency である．

このように K は細胞内に多く貯えられており，常に ECF に流れ出し，細胞に汲み上げられ，ECF の K 濃度の正常から 2〜3 mEq/l の上昇が致死的というイオンである．体細胞で一番量的に多いのは筋肉細胞であるので K の臓器分布をみると筋肉内に一番多いことになる．

細胞膜を介したKの輸送決定因子

細胞膜を介したKの輸送を決める因子にはNa, K-ATPばかりでなく，インスリン，カテコラミン，pHなどがある．インスリンはKのECFからICFへの移行を促進する．カテコラミンはβ-受容体を介してKの細胞内への移行を促進する．また一般にpHの低下はICFからECFへのKの移行を促進する．

身体全体のKのバランス

さてKのバランスを身体全体で考えてみるとどうなるか．われわれの1日の経口的なK摂取量はほぼ50～100 mEqであるが，これらはまず消化管での吸収を介してECFにはいり，細胞内・外のバランスをとりつつ，最終的には摂取量と同じ量のKが尿中に排泄される．この尿中へのK排泄の調節は主に皮質部集合管（cortical collecting tubules；CCT）で行われる．すなわち糸球体で濾過されたKの大部分は近位尿細管で再吸収され，遠位尿細管へは濾過されたKの5～10％が到達する．この量はGFR＝140 l/日，血漿K＝4 mEq/lとすると，濾過されたK＝560 mEq/日（4 mEq/l×GFR 140 l/日）であるので20～50 mEq/日が遠位尿細管に到達することになる．Kの摂取量が少なければここから先のCCT以下でさらにKが再吸収されるが，Kの摂取量が多ければCCTでKが分泌される．

CCTでのKの分泌調節因子

CCTでのKの分泌量を調節する因子には，1) CCTへ到達する尿量，2) CCTへ到達するNaの量，3) アルドステロン，4) pH，5) Kの摂取量，などがある（図8-1）．CCTへ到達する尿量が多い（このときNa量も多いのが普通である）とK分泌量がふえる．CCTでNaはNaチャネルで再吸収される．Clが尿中に残り，尿細管腔は血漿に比して荷電が陰性になり細胞内の主たる陽イオンであるKの分泌が亢進する．アルドステロンは尿細管腔側膜へのこのNaチャ

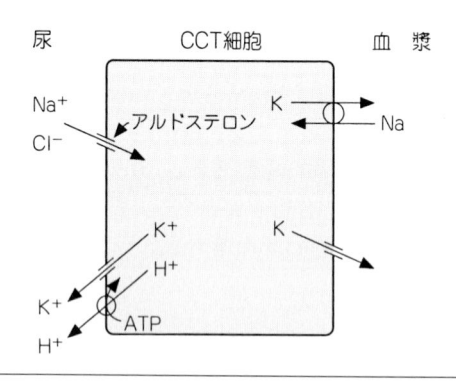

図8-1 皮質部集合管細胞でのNa再吸収とKの分泌のメカニズム

ネル数をふやすので，Na再吸収がさらに亢進し，尿細管腔陰性荷電はさらに大きくなりK分泌が促進される．

pHのK排泄への影響は急性と慢性で異なり，そのメカニズムは複雑である．この理由は，HとKの関係がCCT細胞の血漿側のみで起こるのではなく，pHとHCO_3の影響が尿管腔側でも同時に起こってK分泌を独自に調節するからであるが，どちらでも尿中K排泄は増加する．CCTでのKとHの分泌はアルドステロンの作用による代謝性アルカローシスに重要な役割を果たしている．

K摂取量をふやしていくと，尿中のK排泄量はそれにバランスをとってふえていく．K摂取量を減らしていくと尿中K排泄量は減る．しかし慢性的にK摂取量をふやしていくと，CCTでのK排泄能力がふえてきて，さらに大きなK負荷をしても速やかにこれを排泄することができるようになる．この場合，K摂取量を急激に低下させてもK排泄がある期間持続してしまう．逆にK摂取制限を続けるとCCTでのK排泄量は低下して5〜10 mEq/日にまでに低下する．このとき急速にK負荷するとKの腎の排泄低下がしばらく

持続しているので，高K血症を起こしやすい．以上のような現象をK摂取に対する「腎の適応現象」といい，CCT細胞がK摂取量に反応してアルドステロン，Na摂取量などとは独自に示す適応現象であると考えられている．

以上のように，急速なK負荷の変化に対しては，①分 (minute) のオーダーでICFとECF間へのKの移行の調節機構 (インスリン，カテコラミンなど) が重要である．②さらにこれらの変化に対応して時間 (hour) のオーダーで尿中への排泄量の反応が適切に行われる．③そして日 (day) のオーダーではさらにCCTでの適応が起こる．これらが腎でのK調節機構であるといえよう．

K摂取量が200〜400 mEq/日とふえ続けてもこれらは腎機能が正常であれば腎から排泄されてしまう．一方，K摂取不足に対しては，速やかに尿中K排泄は低下する．しかしCCTからの分泌量は0までは低下せず，5〜10 mEq/日を限度として尿中K排泄が持続するので，長期にK摂取不足があれば (こういう状況はまれであるが)，次第にK不足となり，K不足が10〜20% (400〜800 mEq) になると血清K濃度も1〜2 mEq/l 低下してくる．

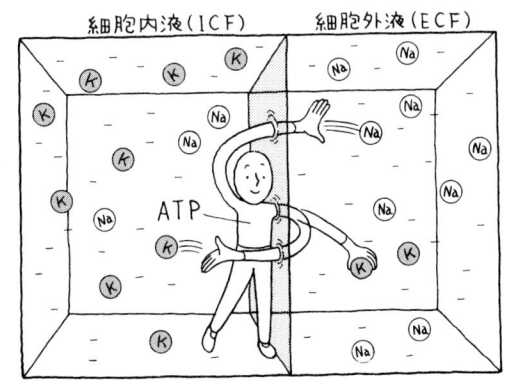

細胞膜のNa, K-ATPaseはATPを使って，常にICFからNaを汲み出し，ECFからKを汲み込んでいる．

部分排泄率とは

部分排泄率（fractional excretion；FE）とは，ある電解質 a のクリアランスをクレアチニンクリアランスで割ったもので，尿量なしに計算できる．

すなわち，

$$FEa = (Ua/Pa)/(Ucr/Pcr) \times 100 \quad (\%)$$

つまり，糸球体で濾過された分のどのくらいが尿中に排泄されるのかという指標になる（K は通常 12.5～25％）

血清レベルの変化と FE の変化の組み合わせで，血清レベルの変化が，腎からの排泄変化が主体であるのか否かが判断される（表 8-1）．

逆に，ある電解質 a の摂取量が多ければその尿中排泄量は増加し，少なければ低下することになる．だから，何も考えずに毎日せっせと計算してもしょうがない．血清濃度が変化したときなど，必要なときに，計算するようにしよう．

表 8-1 電解質の血清レベルの変化と尿中の部分排泄率 FE による病態の理解

血清レベル	部分排泄率	病態
上昇	増加	摂取過剰
	低下	腎からの排泄低下
低下	増加	腎からの排泄亢進
	低下	摂取不足

8. カリウムの調節系　57

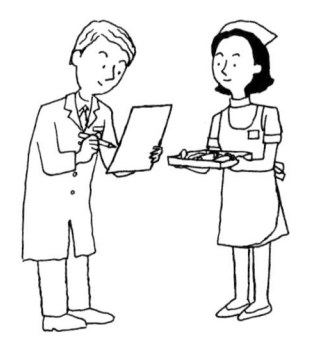

9 高カリウム血症

前回のセミナー 8 では K の代謝調節系の生理について基本的事項を解説したので,ここでは,症例を呈示してそれらの病態生理について考えてみたい.

慢性骨髄性白血病と高 K 血症

症例 1

35 歳,女性.1 ヵ月前より易疲労感があり,1 週間前から微熱も出現し近医受診し,さらに当科を紹介された.血液検査にて白血球 68,000/mm^3 と著明に増加しており,骨髄検査等により慢性骨髄性白血病と診断された.
血清生化学:Na 141 mEq/l,K 6.5 mEq/l,Cl 102 mEq/l,BUN 15 mg/dl,Cr 1.0 mg/dl
尿生化学:Na 115 mEq/l,K 42 mEq/l,Cl 109 mEq/l,Cr 66 mg/dl

高 K 血症の緊急処置の判断

この症例のデータから 6.5 mEq/l という明らかな高 K 血症が問題となる.K=6.5 mEq/l はかなり緊急を要する病態であり,まず何が起こっているのかについて早急に判断する必要がある.高 K 血症が緊急の診断と処置が必要な理由は心停止の危険があるからであるので,まず ECG をとってみる.この症例では ECG は異常がなかった.普通,この程度の高 K 血症では尖った T 波を認め P 波も幅が広く平低化していることが期待されるが,このような変化が認めら

れない．そこでもう一度血清 K を測定してみたがやはり 6.8 mEq/l と高い．何故か？ 血清の BUN，クレアチニンからわかるように腎機能はわるくないし，とくに乏尿の状態でもない．尿中にも正常量（普通，経口摂取量を示す）の K が排泄されている．十分量の Na も尿中に排泄されているので，皮質部集合管への Na 到達量が少ないとも思えない．

そこで注目するのは白血球が 68,000/mm^3 と著増している点である．すなわち「偽性高 K 血症」を疑うべきであろう．

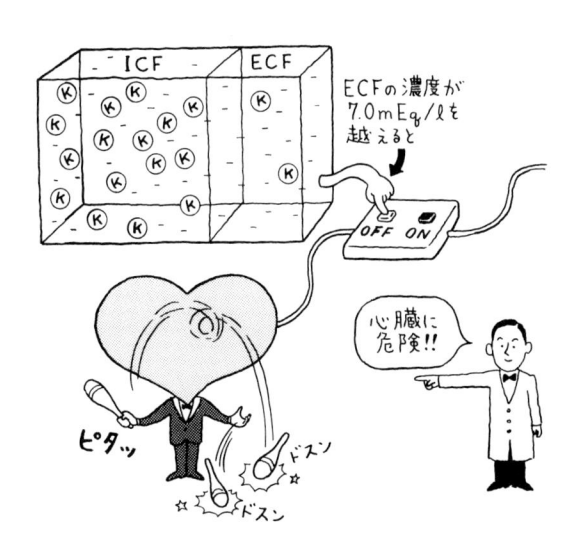

偽性高 K 血症の証明

偽性高 K 血症（pseudohyperkalemia）は，
1) 採血した血液サンプルに溶血があるとき（赤血球から多量の K が細胞内から放出される），
2) 白血球や血小板数が多いとき

にみられる．この症例では血清サンプルに溶血はない（とくにそう示してないので）と思われるので白血球増多がその原因と考えられる．血清採血では血球成分の凝固が起こるが，このプロセスで白血球や血小板が収縮してこれらの細胞内の K が血清中に放出される．通常の数の白血球や血小板から放出される K の量は，血清 K 値を異常値にまで上昇させることはない．しかし，白血病や血小板増加症などで極端にこれらの数が多いときには，生体中では細胞外液の K 濃度は正常でも血清サンプルの K は異常高値を示す．この理由で，この症例は ECG では異常がないものと考えられる．

さて，それではこの血清 $K=6.5\ mEq/l$ が本当に pseudohyperkalemia であることをどのように証明するのか？　それは血清 K 値と同時に血漿 K 値を測定することである．血漿はヘパリン採血などで血液の凝固を阻止するので，上に述べたような理由による採血後のサンプル中での K の放出はない．したがって血清 K 値は上昇しているのに血漿 K 値が正常であれば，これは pseudohyperkalemia であることを証明できる．したがって，高 K 血症に対する処置は不要であり，白血病の治療を行えばよいことになる．

腎排泄能のない透析患者と高 K 血症

症例 2

56 歳の男性．従来より慢性腎不全のため血液透析を受けていたが，食事のコントロール等が不良であり，透析を受けない日の体重増加も多かった．2 日前に透析を行っているが，突然意識

消失発作が出現，救急車にて来院した．来院時は意識も清明で脈拍数も 75/分と正常であったが，診察中に再びもうろう状態になり，このとき脈拍数も 30/分に低下．心電図で完全房室ブロックの所見であった．

血清生化学：Na 136 mEq/*l*, K 8.2 mEq/*l*, Cl 98 mEq/*l*, BUN 98 mg/d*l*, Cr 14.6 mg/d*l*.

ただちに血液透析を開始し 3 時間後の値は下記のごとくであった．

血清生化学：Na 140 mEq/*l*, K 4.6 mEq/*l*, Cl 105 mEq/*l*, BUN 56 mg/d*l*, Cr 9.2 mg/d*l*

この症例では K=8.2 mEq/*l* ときわめて高度の高 K 血症がある．その原因として長期透析患者であり，尿中へ K 排泄できないために高 K 血症が起こりやすい状態であることがある．しかも，食事のコントロール不良ということなので K 摂取量もあまり制限しているとは思えないと考えられる．突然の意識喪失，そして来院時には意識が回復しているものの，またもうろう状態となり，そのときの脈拍数 30/分と急激に低下している．ECG は完全房室ブロックの所見といっても，高 K 血症で P 波は消失し，QRS は幅が広くなっている所見であった．このような状態では心拍出量も不十分で血圧も低下し，脳血流低下による意識低下が疑われる．

カルシウム製剤，$NaHCO_3$ の点滴静注をすぐ始めるべきである．10％ブドウ糖液 200 m*l*＋4 単位レギュラーインスリン点滴も開始すべきであろう．血清 K=8.2 mEq/*l* は正に緊急の処置を必要とする．この症例では慢性透析患者であり前腕にシャントが形成されているので，速やかに血液透析を始めるべきである．事実，緊急の血液透析によって 3 時間後に血清 K=4.6 mEq/*l* と危機を切りぬけることができたといえよう．このとき，ECG は正常に回復しているはずである．

腎排泄能のない透析患者では経口的に摂取される K が多いと容易に高 K 血症となることがあるので十分に注意が必要である．

糖尿病性腎症と高K血症

症例3

46歳，男性．10年前より糖尿病を指摘され食事療法を行っていた．3年前より視力障害を訴え，光凝固を行ったが著明な改善は認められなかった．血圧160/96 mmHg．
血清生化学：Na 140 mEq/l，K 5.5 mEq/l，Cl 112 mEq/l，BUN 36 mg/dl，Cr 2.4 mg/dl
動脈血血液ガス分析：pH 7.36, pCO_2 32 mmHg, pO_2 82 mmHg, HCO_3^- 18 mEq/l
尿所見：タンパク（3+），糖（2+），潜血（−）
沈渣：赤血球1〜2/HPF，赤血球3〜5/HPF，硝子円柱を認める．
生化学：Na 60 mEq/l，K 13 mEq/l，Cr 64 mg/dl

長期の糖尿病の患者で腎不全がある．高血圧がある．現病歴から網膜症が疑われる．タンパク尿があるが血尿はない．典型的な糖尿病性腎症を思わせる．

高K血症がある．Clが112 mEq/lと高い．血液ガスをみてみると，まずpH 7.36とacidemiaがあり，HCO_3が低いので代謝性アシドーシスがある．pCO_2はHCO_3の低下に対して代謝性アシドーシスで予測されるように低下している（$\Delta pCO_2 = 1〜1.3 \times \Delta HCO_3$：すなわち$\Delta pCO_2 = 1〜1.3 \times (24-18) = 6〜7.8$；予測される$pCO_2 = 40 - (6〜7.8) = 32〜34$ mmHg）．anion gapを計算するとAG = Na − (Cl + HCO_3) = 140 − (112 + 18) = 10となり増加していないので，ケトアシドーシスや尿毒症性のアシドーシスの存在は否定できる．これはsimple metabolic acidosisといえる．すなわち高Cl血症性代謝性アシドーシスがある．尿中K排泄量（セミナー23，136頁参照）は高K血症があるにもかかわらず低い．

低レニン性低アルドステロン症とK排泄の低下

このような測定値を示す高K血症は糖尿病性腎症を示す患者にみられることがしばしばあり,低レニン性低アルドステロン症(hyporeninemic hypoaldosteronism;HHA)を強く示唆する所見である.

HHAの多くはこのような軽度から中等度の腎障害を示す糖尿病であることが多い.アルドステロン分泌低下のためにK排泄が低下している病態である.レニン分泌低下によるアルドステロン分泌低下と考えられる.一般に糖尿病では腎のレニン分泌が,同年齢の非糖尿病患者に比べて低くなっていることと,この病態は関係していると考えられている.アルドステロン低下により尿中へのH分泌も低下して,腎不全のあることも加わって,代謝性アシドーシスを伴うことになる.血漿レニン,アルドステロン測定によって病態診断が確定する.

治療はラシックスによる尿中K排泄促進,腸管からのK排泄を促進するイオン交換樹脂(カリメート,ケイキサレート経口投与)が試みられる.また9α-fludrocortisone(フロリネフ)という経口投与で有効な鉱質コルチコイドも効果がある.

10 低カリウム血症

セミナー10では低K血症の症例の病態生理について考えてみよう．

症例1

38歳，男性．10年前から高血圧を指摘され，6年前から高血圧が悪化しているという．一過性の四肢麻痺の既往もある．身体所見としては血圧 166/100 mmHg（降圧薬服用中），眼底 Keith Wagener II 度のほかには特記すべき所見はない．

血清生化学；Na 150 mEq/l, K 1.9 mEq/l, Cl 112 mEq/l, BUN 20 mg/dl, Cr 1.1 mg/dl,

動脈血ガス分析；pH 7.44, pCO_2 42 mmHg, pO_2 98 mmHg, HCO_3^- 28 mEq/l

高血圧と低K血症の関係

高血圧では本態性高血圧がもっとも多いが，この症例は20歳代から高血圧が指摘されていることから，本態性高血圧は否定したくなる．では高血圧の原因は何か？ 腎血管性（renovascular）高血圧，内分泌疾患などが考えられる．低K血症と代謝性アルカローシスがある．病歴を含めて下痢などは考えにくいので，mineralocorticoid（鉱質コルチコイド）過剰であるアルドステロン過剰の病態がもっとも考えられる．

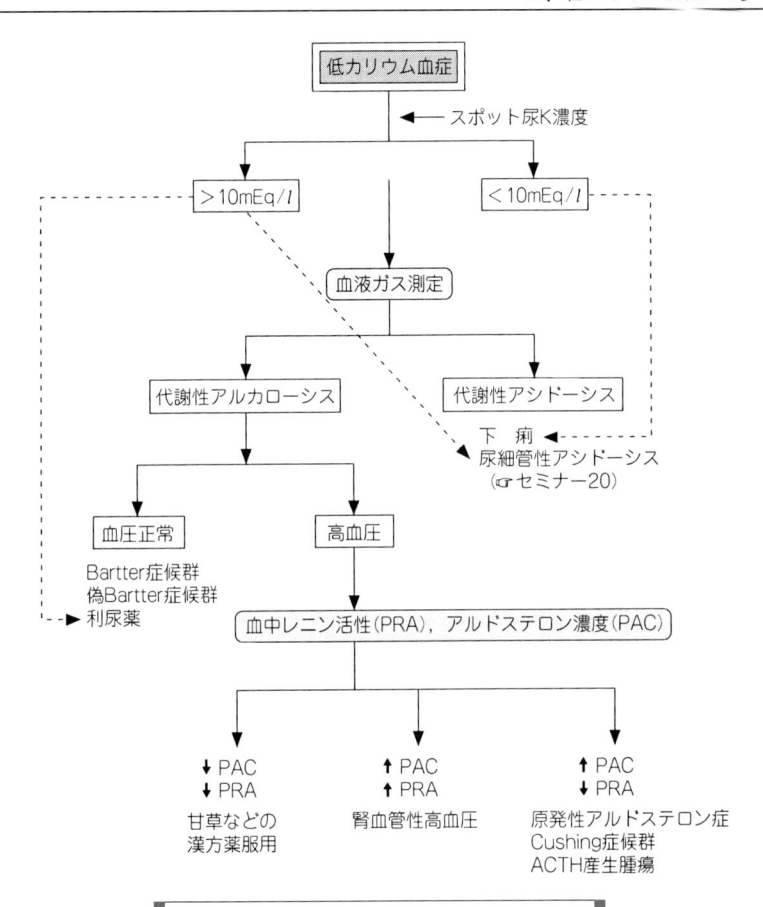

```
                          ┌─────────────┐
                          │ 低カリウム血症 │
                          └─────────────┘
                                 │ ← スポット尿K濃度
                    ┌────────────┴────────────┐
              >10mEq/l                    <10mEq/l
                    │
              血液ガス測定
                    │
        ┌───────────┴───────────┐
   代謝性アルカローシス        代謝性アシドーシス
                                    下痢
                              尿細管性アシドーシス
                              (☞セミナー20)

   ┌──────┴──────┐
  血圧正常      高血圧
Bartter症候群       │
偽Bartter症候群     │
利尿薬     血中レニン活性(PRA), アルドステロン濃度(PAC)
        ┌──────────┼──────────┐
       ↓PAC       ↑PAC       ↑PAC
       ↓PRA       ↑PRA       ↓PRA
      甘草などの  腎血管性高血圧  原発性アルドステロン症
      漢方薬服用              Cushing症候群
                              ACTH産生腫瘍
```

図 10-1　低カリウム血症へのアプローチ

アルドステロン過剰の病態

アルドステロン過剰では，皮質集合管での Na 再吸収亢進，それに伴った K 分泌，そしてさらに H 分泌亢進による代謝性アルカローシスが発現する．それではどういう原因が考えられるか？

アルドステロンは副腎皮質の zona glomerulosa 細胞で産生され，この産生はアンジオテンシンⅡ，ACTH，高 K 血症によって刺激される．このうち，生理的にもっとも重要なのはアンジオテンシンⅡであり，これはレニンを介して産生される．原発性アルドステロン症，腎動脈狭窄症，大動脈炎などが考えられる．Cushing 症候群では同じく鉱質コルチコイド作用を有する DOC（deoxycorticosterone）が過剰に産生され，アルドステロン症と同じ症候を示すが，その他に糖質コルチコイド過剰の症候（Cushing 症候群にみられる高血圧，低 K 血症，代謝性アルカローシス以外の症候——すなわち，体幹性肥満，糖尿病，線状皮膚萎縮：striae cutis など）がみられる．

そこでアルドステロンの過剰があるのか，その原因は何か，という検索の目的で検査をすると，以下の成績が得られた（図 10-1）．

		（正常値）
血漿レニン活性（PRA）	0.4 ng/dl	（0.3〜2.8）
アルドステロン（PAC）	64 ng/dl	（2〜13）
ACTH	24 pg/ml	（＜100）
コルチゾール	9.7 μg/dl	（5.2〜21）

これでアルドステロンが過剰にあることが確認され，レニンは高くないことから，原発性アルドステロン症が強く疑われる．Cushing 症候群を疑う理由はないので ACTH，コルチゾールを測定する必要はないが，一応検査がされていたので示した．

手順に従って画像診断で左副腎に mass があり，これは手術で摘出され腺腫と確定診断がなされた．もちろん，高血圧も低 K 血症も

代謝性アルカローシスも消失した．

アルドステロンの作用機序

この症例とまったく同じような症候，検査成績を示した 72 歳の女性があり，PRA，PAC ともに低値であった．アルドステロン以外の鉱質コルチコイド過剰が疑われ，甘草を含む漢方薬常用によるものと考えられた．これらの漢方薬ではなぜこのような病態が生じるのだろうか．これは有効成分の 1 つであるグリチルリチンがアルドステロン様作用をするためと考えられている．その作用機序については以下のメカニズムによる．

なぜアルドステロンの作用が AR を介して起こるのか

アルドステロン作用は細胞内にある aldosterone receptor (AR) を介して起こる．一方，糖質コルチコイド作用は glucocorticoid receptor (GR) を介して発現する．ところで皮質集合管を含む多くのアルドステロンの標的細胞には AR はもちろんであるが GR も存在していることが多い．しかも，血中濃度はアルドステロンに比べてコルチゾールは 1,000 倍高い．コルチゾールはアルドステロンの 10～100 倍の濃度で AR にも結合してアルドステロン作用を発現することが *in vitro* の結果から知られている．このことから推測すれば AR と GR を共にもっている細胞では AR の作用は常に糖質コルチコイドによって発現していることになり，いろいろな生理的，病態生理的反応によってアルドステロン血中濃度が変化してもこの作用は発現できないことになる（図 10-2）．すなわち AR は常に内因性の糖質コルチコイドによって occupy されているのでアルドステロンが結合することはできないことになる．それでは，なぜアルドステロンの作用が AR を介して起こるのか？

それはこれらの細胞には 11β-hydroxysteroid dehydrogenase という酵素があるからである．これらの酵素は糖質ステロイドを代謝してしまうので，この酵素のある細胞では糖質ステロイドとして

図 10-2 糖質コルチコイドと鉱質コルチコイドとそれぞれの受容体および 11β-hydroxysteroid dehydrogenase の作用
この酵素により糖質コルチコイドは細胞内でただちに不活性化され,受容体に結合できなくなる.そのため糖質コルチコイドの 1/1000 の濃度の鉱質コルチコイドはその受容体に結合してその作用を発現できる.

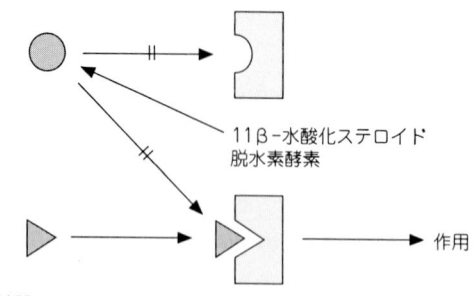

GR,AR に結合できなくなる.したがって AR のアルドステロンの結合部位は空いており,血中アルドステロンの濃度の変化に応じてアルドステロンが AR に結合してその作用を発揮できることになる.

このようなことが明らかになってきたことから,アルドステロンの標的細胞では AR の存在とともに 11β-hydroxysteroid dehydrogenase という酵素が同時に存在しないと,アルドステロンに特有な作用は発現できないことが明らかであろう.このような視点からみると AR とこの酵素の系統発生,個体発生からの検討はアルドステロンの生物学的意味を考えるうえで興味ある解答を与えてくれるかもしれない.

甘草を含む漢方薬常用によるアルドステロン過剰の出現

甘草などに含まれるグリチルリチンは,この 11β-hydroxysteroid dehydrogenase の活性を抑制する.このため内因性の糖質コルチコイドが不活性化されずに AR に結合してアルドステロン過剰の作用を発現することが理解される(図 10-2).したがってすでに知られているように,甘草を含む漢方薬を常用しているこの 72 歳の女性の場合には,PRA,PAC ともに低く,しかもアルドステロン過剰の症候が出現することが理解されよう.

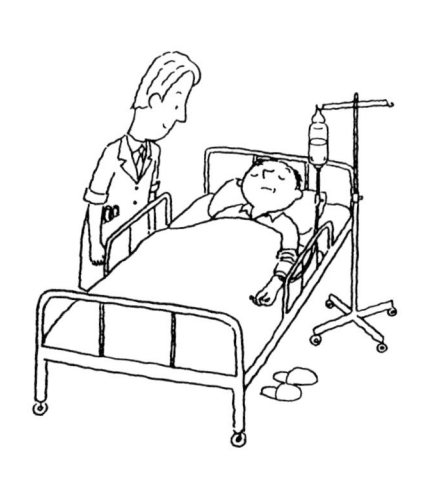

11 カルシウムの調節系

血清 Ca 濃度は約 8.4〜10.2 mg/dl 程度の範囲に保たれている.この正常値を 10 mg/dl とすると,このうち,約 4 mg/dl はアルブミンと(一部グロブリンとも)結合した Ca であり,約 1 mg/dl は他のイオン(無機リン,クエン酸など)と結合した形で存在し,残りの約 5 mg/dl がイオンとして存在する Ca である(表 11-1).生体では血清総 Ca 濃度ではなく,この Ca イオン濃度を一定に維持するメカニズムが作動している.

血清 Ca 濃度の維持のメカニズム

血清アルブミン濃度が低くなると,アルブミンと結合している Ca 濃度も低くなるので血清総 Ca 濃度は低下する.血清アルブミン濃度は約 4 g/dl であるし,またアルブミン濃度が上昇することはまれなので,一般に,低アルブミン血症のときはアルブミンを 4 g/dl と仮定したときの総 Ca 濃度を計算した「補正 Ca 濃度」が正常か否かを判定する.

補正 Ca 濃度 (mg/dl)＝Ca 濃度 (mg/dl)＋[4−Alb (g/dl)]

すなわち,血清アルブミン 1.5 g/dl,総 Ca 濃度 6.5 mg/dl であればアルブミンが 4.0 g/dl と仮定すると,アルブミン結合 Ca はアルブミン濃度 4.0 g/dl との差 (4.0−1.5 g/l)＝2.5 g/dl に結合する Ca として補正して,6.5 mg/dl＋2.5 mg/dl＝9.0 mg/dl が「補正 Ca 濃度」となる.いいかえると 6.5 mg/dl と血清総 Ca 濃度は低いけれども,アルブミン濃度が正常であれば本来は 9.0 mg/dl であるはずであり,これは,低 Ca 血症ではない.すなわち Ca イオン濃度は正常であろうと考えられるということである.

表 11-1 血清 Ca 濃度とその存在形式

タンパク（主にアルブミン）結合 Ca	4 mg/dl
リンなどと結合している Ca	1 mg/dl
Ca イオン	5 mg/dl
総 Ca 濃度	10 mg/dl

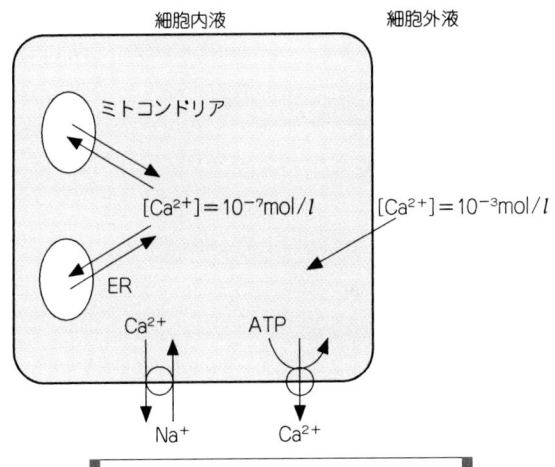

図 11-1 細胞の Ca イオン調節系
ER：endoplasmic reticulum

体内の Ca 分布

われわれの体内には約 1 kg の Ca があるが, その 99％は骨にヒドロキシアパタイトとして存在し, 骨の強度を支えている. 細胞外液の Ca イオン濃度は血清でも明らかなように約 5 mg/dl (約 1.25 mmol/l＝2.5 mEq/l) に維持されている一方で, 細胞質内の Ca イオン濃度は, 100 nmol/l 程度である. したがって, 細胞膜を介して細胞外液 ECF 10^{-3}mol/l, 細胞内液 10^{-7}mol/l と 10^4mol/l の Ca イオンの濃度勾配が存在している. 細胞内ではミトコンドリア, endoplasmic reticulum などが Ca イオンをとり込んでおり, また細胞膜にある Ca-ATPase, Na/Ca 交換輸送担体などによって, 細胞質内の Ca イオンはきわめて低い濃度に維持されている (図 11-1). この細胞質内 Ca イオンの一過性の上昇が細胞の種々の機能の調節に重要な役割を果たしており, 種々のホルモンや成長因子などは細胞膜から細胞内 Ca イオン濃度を変化させることにより, そのシグナルを送っていることが多くのシグナル伝達系で認められている. しかし, 一方で細胞質内 Ca イオン濃度の上昇が持続すると細胞機能は低下し, 細胞死にいたる.

血清 Ca イオン濃度の調節系

血清 Ca イオン濃度 (あるいは ECF の Ca イオン濃度) は 5 mg/dl に維持されているが, これはいわゆる「Ca 調節ホルモン」としての副甲状腺ホルモン (PTH) とビタミン D の作用によって維持されている. このことは臨床的にもこの 2 つのホルモンのどちらが欠けても低 Ca 血症がくることからも明らかであろう. すなわち, これらのホルモンのどちらかがないと ECF Ca 濃度は常に低下するということである. PTH もビタミン D も ECF Ca 濃度を上昇させる. そして副甲状腺は ECF Ca イオン濃度の変化を感知する機能をもっている. すなわち副甲状腺をセンサーとして ECF Ca が下がると PTH 分泌亢進が起こる.

Caセンサー

さて、副甲状腺がCa濃度（正確には細胞外Caイオン濃度）を感知するのは、細胞膜に存在するCaセンサーという分子による。実際、遺伝子変異による病気も証明されていて、この機能が低下する変異（家族性低Ca尿性高Ca血症、新生児重度副甲状腺機能亢進症）では、高Ca血症があっても副甲状腺が認識できず、PTHの分泌は抑制されない。逆に機能が亢進する変異（常染色体優位低Ca血症）では、低Ca血症にもかかわらずPTHの分泌が起こらない。一方、腎不全ではCaセンサーの数が減ってしまい、同じCa濃度でもより多くのPTHが分泌される。

Caセンサーは副甲状腺のほかに腎臓、神経、腸管にもあって、さまざまな働きをしているらしい。高Ca血症のときの多尿のメカニズム症状に関係していることも示唆されている。

PTHの働き——腎と骨

PTHは腎と骨に作用する。腎ではPTHは近位尿細管でビタミンDを活性化する。すなわち25(OH)D_3から1,25(OH)$_2D_3$の産生を亢進させる。そして同じく近位尿細管での無機リン（Pi）と重炭酸イオン（HCO_3^-）の再吸収を抑制する。また遠位尿細管に作用してCa再吸収の閾値をビタミンDとともに設定している（図11-2）。この図で明らかなことは、PTHとビタミンDがあってはじめてCa再吸収がECF Caを10 mg/dl（Caイオンとして5 ml/dl）に維持するようにセットされているということである。したがって、正常ではタンパク結合Ca濃度以外の6 mg/dlが糸球体で濾過され（6 mg/dl×140 l/日＝8,400 mg/日）、その99％近くが再吸収され、腸管から吸収された量（約100 mg/日）が尿中に排泄される。

骨とECFのCa flux

骨とECFのあいだでは1日約500 mgのCaが骨吸収により骨

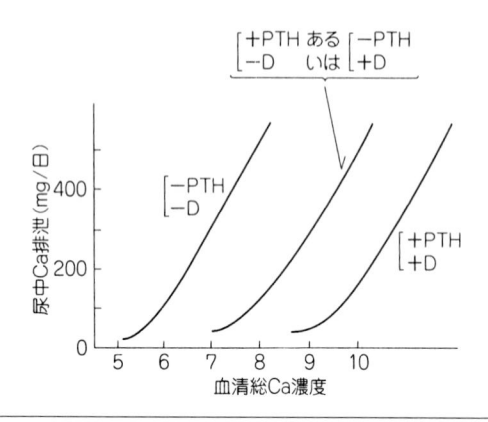

図 11-2 腎尿細管での Ca 再吸収の調節

PTH とビタミン D (D) の有無によって腎での Ca 再吸収により維持される血清 Ca 濃度が異なることがわかる．すなわち，PTH とビタミン D の両者があってはじめて血清 Ca 濃度が正常に維持できる．

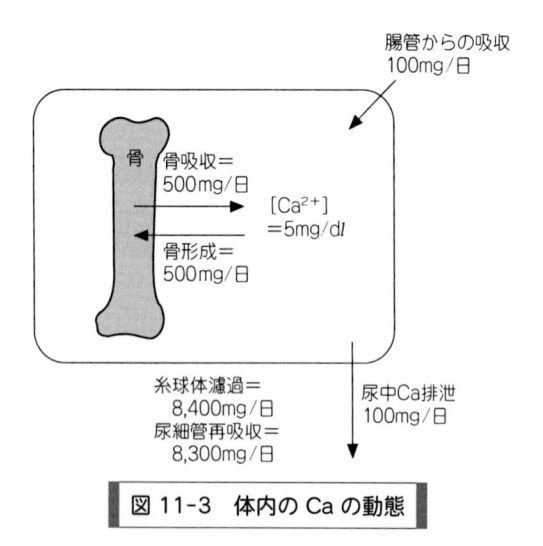

図 11-3 体内の Ca の動態

からECFへ，また骨形成によりECFから骨へと移動しており，この両方のCaのfluxがちょうど，ECF Ca濃度＝5 mg/dlで平衡に維持されている（図11-3）．

この平衡状態もPTHとビタミンDによって維持されていて，これらのホルモンがないときは，ECF Ca濃度がより低い値（すなわち低Ca血症）で平衡状態になっている．PTHもビタミンDも骨芽細胞に作動して破骨細胞を活性化して骨吸収を亢進させ，これにより骨からのCa fluxを増加させる．このようにしてECF Ca濃度を維持している．

腸管からのCa吸収

腸管からのCa吸収は一時的にECF Ca濃度を変えるが，ECF Ca濃度の平衡状態での値には影響を与えない．たとえば，経口的にCaを負荷すると一時的に血清Ca濃度が上昇するが，必ずもとの値にもどることをみてもこのことが明らかであろう．また低Ca食でも低Ca血症は起こらない．

12 低カルシウム血症

　低Ca血症がどのような病態で起こるかは，セミナー10を理解すれば明らかであると思う．すなわち，血清Ca濃度は副甲状腺ホルモン（PTH）とビタミンD系の腎と骨作用によるCa上昇機序によって，正常値に維持されており，したがって，低Ca血症はPTHとビタミンDの一方もしくは両方の欠乏あるいは作用不全によるということである．

　PTHの欠乏あるいは作用不全は，それぞれ「副甲状腺機能低下症」と「偽性副甲状腺機能低下症」といわれる病態である．

ビタミンD欠乏発生の原因

　ビタミンD欠乏あるいは作用不全はビタミンD活性化のプロセス（図12-1）からわかるように，
　1）紫外線（日光）に当たらない，しかも経口摂取が不足している，
　2）肝硬変などの肝機能不全，
　3）腎不全，あるいは1,25 ジヒドロキシビタミンD〔$1,25(OH)_2D_3$〕を作る1α-ヒドロキシラーゼ欠損症であり，後者は先天性異常でビタミンD依存性くる病I型といわれ，活性型ビタミンD投与に反応するまれな疾患である．そして，
　4）活性型ビタミンD作用不全症である．これはビタミンD依存性くる病II型であり，ビタミンD受容体の異常を含めた標的細胞のビタミンD作用発現不全である．これもまれな疾患である．

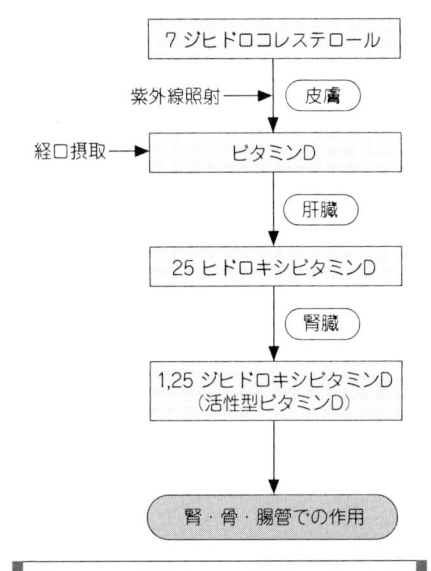

```
         ┌─────────────────────────┐
         │ 7 ジヒドロコレステロール │
         └─────────────────────────┘
紫外線照射 ──→  (皮膚) │
                       ↓
         ┌─────────────────────────┐
経口摂取 ─→│       ビタミンD         │
         └─────────────────────────┘
                       │ (肝臓)
                       ↓
         ┌─────────────────────────┐
         │    25 ヒドロキシビタミンD │
         └─────────────────────────┘
                       │ (腎臓)
                       ↓
         ┌─────────────────────────┐
         │  1,25 ジヒドロキシビタミンD │
         │      (活性型ビタミンD)    │
         └─────────────────────────┘
                       ↓
              (腎・骨・腸管での作用)
```

図 12-1　ビタミン D 代謝のプロセス

透析患者，長期入院患者にみられる低 Ca 血症

臨床的に多い低 Ca 血症は慢性腎不全，とくに透析患者にみられる低 Ca 血症であり，BUN，クレアチニンが上昇しているほかに血清 Pi が上昇するので，診断は容易である（図 12-2）．

ビタミン D 欠乏は，長期入院患者などで日光に当る時間が少ない人などにみられる．経口的にビタミン D は魚に多く含まれ，白身にしろ焼物でも魚を毎週 1，2 回は 100〜200 g 程度摂取するのがよい．

腎不全を除けばビタミン D 欠乏では，

　　ビタミン D 欠乏──→血清 Ca 低下──→PTH 分泌亢進──→

　　血清 Ca は正常に向ってやや上昇と血清 Pi 低下

となる．

このような軽度の低 Ca 血症，低 Pi 血症のほかに，ビタミン D

78 水・電解質代謝

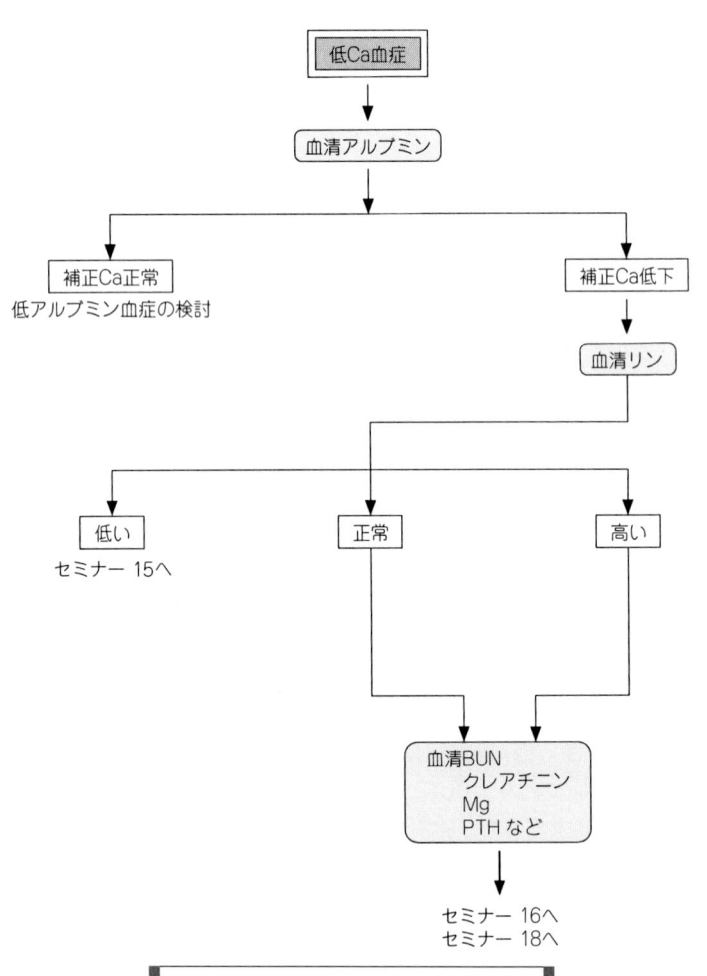

```
低Ca血症
   ↓
血清アルブミン
   ↓
┌──────────────┬──────────────┐
補正Ca正常        補正Ca低下
低アルブミン血症の検討   ↓
              血清リン
              ↓
    ┌─────────┼─────────┐
   低い        正常        高い
  セミナー15へ    ↓          ↓
              └────┬────┘
                   ↓
              血清BUN
                クレアチニン
                Mg
                PTH など
                   ↓
              セミナー16へ
              セミナー18へ
```

図 12-2 低 Ca 血症へのアプローチ

欠乏や作用不全は小児ではくる病，成人では骨軟化症による骨X線上の所見（Looser's zone など）を生ずる．また，よく問診してみると骨所見の発現以前に四肢近位筋の筋力低下を示唆する症状がよくある．適切なビタミン D 製剤（ビタミン D，活性型ビタミン D 等）によって改善する．

PTH 系の作用発現不全

このようなビタミン D 系の作用発現不全に比べて，PTH 系の作用発現不全では低 Pi 血症でなく，高 Pi 血症のあるのが特徴である．これは PTH が腎の近位尿細管での Pi 再吸収の閾値を上昇させることを考えてみれば容易に理解されるであろう．さらに PTH 系の作用発現不全では PTH による腎での活性型ビタミン D 産生も低下しているので PTH とビタミン D の両方の作用が欠乏ないし低下している病態であり，より高度の低 Ca 血症（6～7 mg/dl）となる特徴がある（図 11-2, 74 頁の腎での Ca 再吸収値の違いをみると明らかであろう）．したがって，テタニー，Chvostek 徴候，Trousseau 徴候など低 Ca 血症の臨床症候が現われやすい．

では，低 Ca 血症の症例を取り上げ，病態生理について考えてみよう．

ネフローゼ症候群と低 Ca 血症

症例 1

> ネフローゼ症候群の 25 歳，男性．6.8 mg/dl の低 Ca 血症を指摘される．血清アルブミン 1.9 g/dl．血清クレアチニン 1.0 mg/dl

「補正血清総 Ca 濃度」は 6.8＋(4.0－1.9)＝6.8＋2.1＝8.9 mg/dl となり，血清イオン化 Ca 濃度は正常と思われる．ネフローゼ症候群で腎機能が正常の場合でも 25 ヒドロキシビタミン D〔25(OH)D$_3$〕

がビタミン D 結合タンパクとともにアルブミンと同様に尿中に失われ，ビタミン D 欠乏のための真の低 Ca 血症，すなわち血清イオン化 Ca 濃度の低下することもあることが知られている．しかし，ネフローゼ症候群の低 Ca 血症は多くは，アルブミン低下による総血清 Ca 濃度の低下であり，イオン化 Ca 濃度の低下を伴う真の低 Ca 血症は臨床的には少ないと考えられている．

副甲状腺機能低下症と低 Ca 血症

症例 2

35 歳，女性．数年前から時に足が「つれる」ことがある．そのつど近医を訪れるが，異常はないといわれていた．身体所見などに異常はない．他医で血清 Ca を測定したところ 6.5 mg/dl であった．血清アルブミン 4.1 g/dl

補正 Ca 濃度からみても明らかな低 Ca 血症であり，偶然ではあるが，血圧測定時に Trousseau 徴候も陽性であった．血清 Pi 濃度 5.9 mg/dl．クレアチニン 0.9 mg/dl．腎機能が正常であるのに高 Pi 血症があるのは PTH 作用発現不全を強く示唆する．測定してみると血清 PTH はきわめて低く，副甲状腺機能低下症である．

治療はどうするか——ビタミン D 投与

この症例の治療はどうするか．

高度の低 Ca 血症があるのでビタミン D を投与する．PTH の作用がないために腎での活性型ビタミン D 産生は不十分であるので，活性型ビタミン D を投与する．すると，低 Ca 血症は改善してくるが，7〜8 mg/dl までしか上昇しない．それ以上活性型ビタミン投与量を増加させて血清 Ca 濃度を正常にまで改善しようとすると，尿中 Ca 排泄量がふえてくる．1 日尿中 Ca 排泄は 300 mg を超えるようになる（図 12-3）．これは何故か？　前回のセミナー 11 の図 11-2（74

図 12-3 尿中 Ca 排泄量

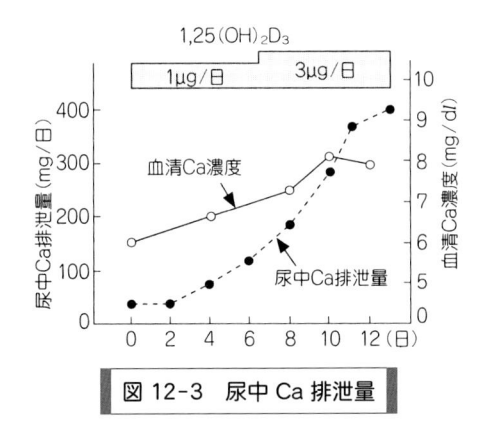

頁参照）で明らかなように，活性型ビタミン D 投与により血清 Ca 濃度と尿中 Ca 排泄量の関係が（−PTH，−D）の状態から（−PTH，＋D）になったのであるから，低 Ca 血症が一部改善されたのであり，決して（＋PTH，＋D）にはならないためである．

PTH 製剤

それではどうすればよいだろうか．毎日 PTH を投与すればよいわけであるが，PTH 製剤の連日投与はまだ実際的ではない．しかし，将来には経鼻投与などでこれも可能になるかもしれない．その時は PTH 投与により腎でのビタミン D 活性化も起こるので（＋PTH，＋D）の状況となり，血清 Ca 濃度は正常になり，尿中 Ca 排泄量も正常に維持することが可能になる．

13 高カルシウム血症

　血清カルシウム（Ca）値が 10.5 mg/dl 以上であるとき高 Ca 血症という．低 Ca 血症と違って，アルブミン上昇によるタンパク結合 Ca の増加によって血清総 Ca 濃度が上昇したための高 Ca 血症はまずない．これは高アルブミン血症が持続して存在する病態がほとんど存在しないからである．したがって「高 Ca 血症」は「高 Ca イオン血症」となる．これが「低 Ca 血症」はただちに「低 Ca イオン血症」とならないことと違う点である．

　セミナー 11 の Ca 調節系で述べたように，この調節系では副甲状腺ホルモン（PTH）とビタミン D 系がなければ血清 Ca は低下するのであるから，「高 Ca 血症」は PTH かビタミン D 系の作用過剰ということになろう．あるいは，PTH やビタミン D 系と同様の作用をもった物質の過剰である．

　高 Ca 血症では臨床的には嘔気，嘔吐，便秘，多尿・多飲などがあり，また「忘れっぽい」などの不定の中枢神経症状がある．しかし，これらの症状は他の多くの病態でも存在するので，このような臨床症状からとくに高 Ca 血症を疑って血清 Ca を測定して，高 Ca 血症が発見されるということは少ない．むしろ，生化学検査での「電解質一式」の一部で Ca が測定項目にはいっているために発見されることが多い．

外来症例での高 Ca 血症——副甲状腺機能亢進症
(Primary hyperparathyroidism, 1°HPT)

> **症例 1**
>
> 65 歳, 女性. 軽度の高血圧で外来通院中に血清 Ca 値 11.2 mg/dl を指摘された.

このような外来症例での高 Ca 血症では副甲状腺機能亢進症(1°HPT)か悪性腫瘍によるものが多い. この症例も 1°HPT であったが, いろいろと考察ができる. まず, 1°HPT か悪性腫瘍を疑うので, その病態を考えてみる.

1°HPT の高 Ca 血症であれば PTH の上昇が一次的な原因であり, そのために, 腎近位尿細管での PTH 作用亢進のため Pi と HCO_3^- の再吸収が低下して, 血清 Pi は低値, HCO_3^- も低めで(したがって Cl は高めになる, すなわち高 Cl 血症性代謝性アシドーシスの傾向がある)あり, また腎でのビタミン D 活性化が促進されていて血中 $1,25(OH)_2D_3$ も上昇している. また, PTH の腎作用を反映して尿中 cAMP 排泄も増加している. 血中 PTH も上昇している.

尿中 Ca 排泄も増加していることが多いが, これは高 Ca 血症による糸球体濾過 Ca 量がふえるためである. すなわちセミナー 11 で示した図 11-2 をもとにして示すと, PTH が過剰であるので尿細管 Ca 再吸収がふえているにもかかわらず尿中 Ca 総排泄量が増加していることになる. これを示したのが図 13-1 である. すなわち, たとえばこの症例で, 健常の血清 Ca=10.0 mg/dl であるときは尿中 Ca 排泄が 100 mg/日 (A 点) とすると, 11.5 mg/dl の高 Ca 血症では B 点に移って 350 mg/日の尿中 Ca 排泄が期待される. しかし, PTH 過剰のために, Ca 再吸収がふえているので実際の Ca 排泄量は C 点のようになり 200 mg/日となる. これは, 一応は正常の上限あるいは Ca 排泄増加と捉えることができる. したがって尿路結石

正常のPTH, ビタミンD

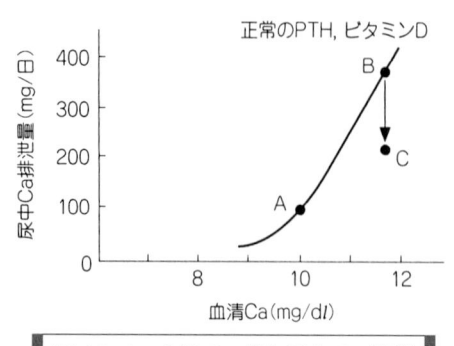

図 13-1 　血清 Ca 値と尿中 Ca 排泄

ができやすい.

以上から 1°HPT を疑って血清 PTH を測定して診断が確定するが，結果がくる前に血清 Pi, リン再吸収閾値（セミナー 14 参照）などから容易にわかることも多い（nephrogenic cAMP は最近は必ずしも算出しなくなった）.

1°HPT の 80％は腺腫であり，画像診断（超音波，CT, タリウムスキャン等）も必要があれば行うが，経験豊かな外科医に手術を依頼することがもっとも大切である.

入院患者での高 Ca 血症――悪性腫瘍

症例 2

70 歳，男性．食道癌を発見され，入院中に血清 Ca 13.4 mg/dl を発見される．食欲なく悪心を認める.

入院患者での高 Ca 血症は悪性腫瘍によるものがもっとも多い. 上皮細胞由来の癌に多く発現するが，臨床的には肺癌, 頭頸部癌, 乳癌などによるものが多い．その他, 多発性骨髄腫, 悪性リンパ腫

にもみられる．成人Tリンパ球白血病ではその経過中に70～80％に高Ca血症が発現する．これらの癌では骨転移がなくても高Ca血症を生ずることがあり，癌細胞が骨吸収を促進させる液性因子を産生していると考えられる．

このような骨吸収促進因子として，多くの癌細胞でPTH関連タンパク（PTH-related protein；PTHrP）が同定されている．PTHrPはアミノ末端1～13番のアミノ酸配列がPTHと相同性が高く，したがってPTH受容体に作動しPTHと同じような骨，腎作用を発現するために高Ca血症となる．したがって，血清，尿の生化学測定で1°HPTに似た結果を得ることができる．しかし，PTH分泌は高Ca血症のために抑制されているので血清PTHは低い（最近，PTHrPのアッセイも開発されているのでPTHとPTHrP両者を測定することも可能となった）．

しかし，不思議なことに血中 $1,25(OH)_2D_3$ は低い．少なくとも in vitro および in vivo の実験系では，PTHrPはPTHと同じように腎での $1,25(OH)_2D_3$ 産生を亢進させるので，これらの癌患者では $1,25(OH)_2D_3$ 産生が特異的に抑制されていると考えられる．実に不思議といえる．そのメカニズムの解明がまたれる．

尿中Ca排泄は図12-1のC点にあることが予測されるが，実は400～1,000 mg/日という高Ca尿症が多い．これはPTHrPがPTHと異なって腎尿細管でのCa再吸収を促進しないためかもしれない．あるいはPTHrPによる骨吸収亢進が，骨形成を伴わないためかもしれない．なぜか？　このメカニズムについても解明がまたれる．

癌患者にみられる是正可能な合併症

ところで，この症例で学ぶべきことは，この患者の「食欲低下，悪心」が高Ca血症の改善とともに消失したという点である．すなわち，「担癌患者」の症状，症候をすべて「癌」のためと考えず，癌により二次的に起こる，是正可能な合併症による症状，症候もある

ことを認識することが優れた臨床家として大切である．この症例にみるように高 Ca 血症の認識とその改善は，癌に対する手術，化学療法などの治療を考える一方で，患者の生活の質（QOL）の向上に大きく貢献できる点で，患者の臨床像を全体として把握することの重要性を改めて強調したい．

高 Ca 血症患者の多尿

ところで，教科書をみると，多尿が高 Ca 血症の症状であると書いてあるが，これはどういうことなのだろうか？ 高 Ca 血症になると，抗利尿ホルモンによる集合管の水再吸収が抑制される．いわゆる腎性尿崩症の状態である（43 頁参照）．最近，この抗利尿ホルモンの作用の抑制は，集合管細胞の Ca 感受受容体が Ca 濃度の上昇を感知することによって，抗利尿ホルモンによる水チャンネルの増加作用を阻害することによって起こることがわかってきた．

このように高 Ca 血症（＝高 Ca 尿症）で多尿になるのは，尿路結石が予防されるという面では理にかなっているといえよう．一方で，しばしば循環血漿量の低下を介して，高 Ca 血症を増悪させ，腎機能を低下させる因子となってしまう．

高 Ca 血症の治療

したがって，高 Ca 血症の治療には，早期に発症を認識して，生理食塩水の点滴を行うことが，非常に重要であることがわかる．循環血症量が回復したのちは，ループ利尿薬によって，尿中の Ca 排泄を促進させる．また，骨から Ca が動員されている病態では，骨吸収を抑制するビスホスホネートも併用される．とりあえず，ここまではやって，原因を追及することになる．

13. 高カルシウム血症　**87**

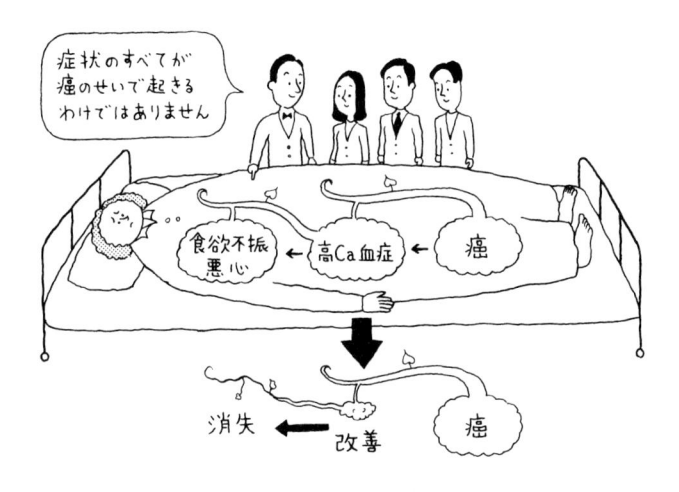

14 リンの代謝調節系

　細胞内でのリンは，種々のタンパクのリン酸化のプロセスあるいはエネルギーを供給している ATP のリンなどとして非常に重要な役割をしている．

血清リン濃度

　血清リン濃度（この場合は無機リン酸のことをいう）は，3.0〜4.5 mg/dl 程度の範囲に保たれている．このとき，実際には無機リン酸（Pi）の「リン」の値を測定している．

　血中にある無機リンの存在形式には HPO_4^{2-} と $H_2PO_4^{-}$ の2通りあって，

$$pH = pK + \log\frac{[HPO_4^{2-}]}{[H_2PO_4^{-}]} \quad \cdots (1)$$

に表わす平衡に達している．HPO_4^{2-} と $H_2PO_4^{-}$ の値は，pH によって左右されることになる．

　正常の pH=7.40 のときを考えてみると，このリンの緩衝系の pK は 6.8 であるので，

$$7.40 = 6.8 + \log\frac{[HPO_4^{2-}]}{[H_2PO_4^{-}]}$$

$$\therefore \quad \log\frac{[HPO_4^{2-}]}{[H_2PO_4^{-}]} = 0.6$$

となり，2価と1価のリン酸の比は 4（$\log 4 \fallingdotseq 0.6$ なので）になる．

　このような形式で無機リン酸が血中に存在しているが，通常はこの2つの無機リン酸のリン（P）の合計を測定しているのであり，その正常値が，3.0〜4.5 mg/dl に保たれているということである．

細胞内外のリンの分布

 細胞膜を介して細胞外のリンに比べて細胞内の無機リンの濃度は，同程度かやや低いと考えられている．このリンの供給は，ATPとしてのエネルギー源，またタンパクのリン酸化などの多くの細胞の機能の維持に必須の要件である．

 さらに，体内でのリンは細胞内に蓄積されているほかに，Caとともにヒドロキシアパタイトとして骨に大量に蓄積されている．たとえばリンが不足している場合などには，骨の吸収が促進されて，骨のヒドロキシアパタイトからのリンの供給が増すことが知られている．このような骨からのリンの供給によって，細胞へのリンの供給が補償されているメカニズムがあると考えられている．

リンの供給——食事からの摂取

 1日に食事から摂取されるリンの供給量は，食事の形態にもよるが，600〜1,500 mg 程度である．食事中のリンは肉などに多く含まれているが，これらは細胞内にある有機リンなので，これが消化管でタンパクの消化のプロセスなどを経たうえで無機リン酸となって吸収されるのであって，食事中に存在する無機リンとしてリンの量は一般には多くない．

 このような消化のプロセスで産生されたリンの 60〜70%が消化管，主に小腸で吸収されて細胞外液に移行する．平衡状態 steady-state では，この吸収されたものとほぼ同量のリンが尿中に排泄されることになり，体全体のリンのバランスが保たれている．すなわち1日の尿中リン排泄量は 400〜1,000 mg 程度である．

尿中に排泄されるリン

 糸球体で濾過されたリンの 70〜90%が近位尿細管で再吸収される．その残りものが尿中に排泄されるリンである．この近位尿細管の再吸収の調節によって体全体のリンのバランスが維持される．し

かも，血中のリン濃度も主にこの近位尿細管のリンの再吸収閾値（TmP/GFR）によって決定されている．

近位尿細管を越えて，遠位尿細管ではリンの再吸収はほとんど存在しないし，またリンの尿細管での分泌もほとんど存在していない．

食事中に摂取されるリンの量が減少すると，濾過されたリンのほとんどすべてが再吸収されるので，尿中にリンはほとんどみられなくなる．食事中のリン摂取量がふえると，過剰に摂取されたリンは尿細管の再吸収閾値を超えることになり，これはすべて尿中に排泄されてバランスが維持される．

以上のことから，体内外のリンのバランスは，食事中から供給され，腸管で吸収されるリンの input と，尿中に排泄されるリンの output によって調節されることが理解されよう．

血清 Pi 濃度の調節系

このようにしてリンの体内外でのバランスが維持されており，血清 Pi 濃度は，主として腎臓の再吸収閾値の変化によって調節されることになる．

この近位尿細管によるリンの再吸収閾値を調節している主要な因子は，副甲状腺ホルモン（PTH）と食事中のリン摂取量の2つである．そのほかに成長ホルモン，副腎皮質ステロイドホルモン，カルシトニンなども，尿細管のリンの再吸収閾値を変化させることが知られている．

近位尿細管でのリンの再吸収は Na の再吸収とカップルして起こるが，この輸送を担当しているのが Na-Pi cotransporter である．PTH などの調節系は，主としてこの transporter の尿細管細胞の刷子縁膜（brush border）への量的発現を調節することによってリンの再吸収閾値を調節している．

PTH が過剰に存在すると，近位尿細管管腔側の刷子縁膜での Na-Pi contransporter の量が減って，リンの再吸収閾値が低下する．濾過されたリンの再吸収値が低下して尿中のリンの排泄量がふえ，血

中のリンの値は低下する．逆に，PTHの量が減った場合（たとえば原発性副甲状腺機能低下症）では，尿細管のリンの再吸収閾値は上昇し，平衡状態での血中のリン値は高くなる．

このように，主としてPTHによるリンの再吸収閾値の調節によって血中のリンの濃度が決定される．このようなPTHが変化した平衡状態では，食事中のリンの増減に対応して尿中のリンは新しい平衡状態に達するが，その新しい平衡状態が尿細管の閾値が高いか，あるいは低いかという状態で維持されていることになる．

同様のことが成長ホルモン，副腎皮質ステロイドホルモン，カルシトニンなどでも起こることが知られている．

食事中のリンの摂取量が低くなると，尿中のリンの排泄は速やかに低下して，リンの保持機構が働くことがよく知られているが，この正確なメカニズムについては明らかでない．このような食事中のリンの摂取量の減少あるいは増加に対応した腎での尿細管の再吸収閾値の変化は，PTHをはじめとしたいくつかの調節にかかわるホルモンが存在してもしなくても，同じように起こる非常に強力な刺激である．

食事中のリン摂取量のみならず，体内からのリンの供給が増減した場合にも，腎臓では同じような反応が起こる．たとえば，急速に増大しているリンパ腫などの悪性腫瘍があるときには，新しい細胞をつくるために細胞外からのリンの供給がふえるため，血中のリン濃度が少しずつ低下していく．しかし，血中リン濃度の低下が明らかになる前に，すでに尿中のリンは急速に減少していくことが知られている．このとき，おそらく尿細管でのNa-Pi cotransporterの発現はふえて，尿細管での再吸収を最大にするという作用が起こっていると考えられる．このような腫瘍が化学療法あるいは放射線療法などで急速に破壊されると，大量のリンが細胞外に放出されるが，尿細管ではリンの再吸収を最大にするよう適応しているので，腎臓はこの細胞から放出されたリンを速やかに尿中に排泄することができず，高リン血症が容易に起こることが知られている．

15 低リン血症

リンは，細胞のエネルギー代謝，またタンパクのリン酸化など細胞機能に非常に重要な役割をしているので，低リン血症になると，その程度によって種々の細胞機能の障害が起きてくる．

低リン血症の症状

実際，低リン血症では，血中リン値の低下が 2 mg/dl まででほとんど症状はないが，さらに低値になってくると種々の症状が現れてくることが知られている．とくに，血中のリン濃度が 1 mg/dl 以下になると，溶血性貧血，白血球機能異常による感染症に対する抵抗性の減少，横紋筋の融解などによるミオグロビン尿症などを起こしやすくなる．また，自他覚症状として特徴的なことは，とくに四肢近位筋の脱力が現れてくる．

しかし，実際に低リン血症が臨床症状や自他覚症状から疑われて検出されることはまれで，むしろ血清の電解質を測定しているときにリンの値が低いことに気がついて発見されることが多い．

血清リン値の異常の評価

腎機能が正常であると，血中のリン濃度は主としてリンの再吸収閾値によって調節されるために，この調節系として一番重要なPTHが過剰にあるかないかが低リン血症のアプローチ（図15-1）への重要なファクターになる．

ところがPTHはカルシウム調節系の中心的な役割を果たしているので，血清リン値の異常の評価には，常に血清Ca値がどうかということを臨床的に判断することが重要になってくる．

```
(スポット尿リン)──[低リン血症]
                        │
                        ▼
                   血清Ca
                   血清アルブミン
         ┌──────────┴──────────┐
    <20mg/dl              >20mg/dl
         │                     │
   食事摂取不足                  │
   急速に増大する悪性腫瘍          │
   マーロックス経口投与            │
         └──────────┬──────────┘
              ┌─────┼─────┐
          高Ca血症  正Ca血症  低Ca血症
                  ビタミンD抵抗性くる病   ビタミンD欠乏症
                      (VDRR)        ビタミンD依存性くる病
                  oncogenic osteomalacia  (VDDR)
                  フェジン静注           type Ⅰ,Ⅱ
          原発性副甲状腺機能亢進症
          悪性腫瘍
```

図 15-1　低リン血症

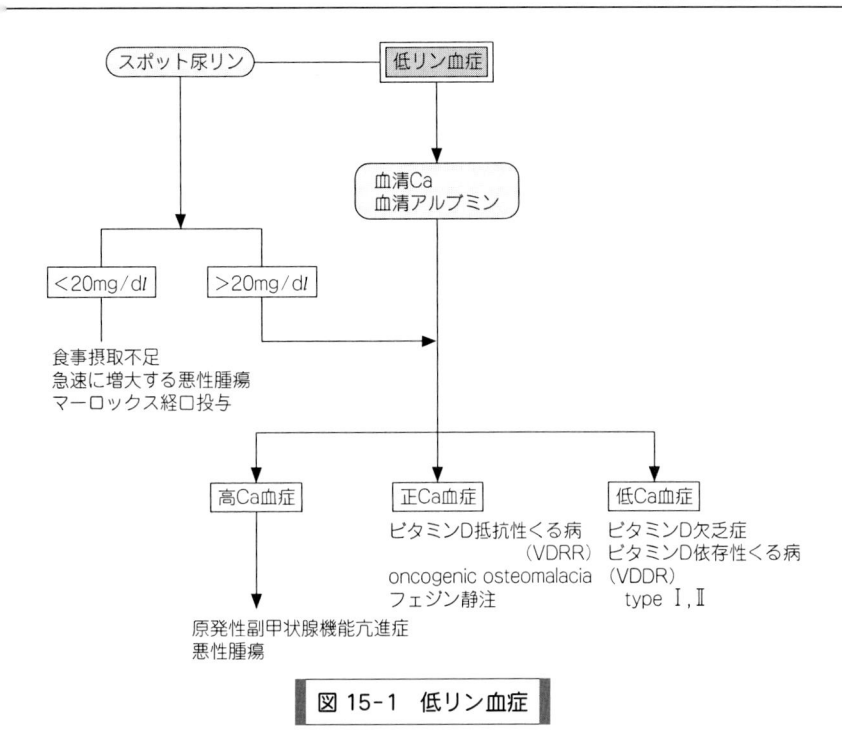

症例 1

65 歳の女性．軽度の高血圧で外来通院中に血清 Ca 値が 11.2 mg/dl, リン 2.2 mg/dl を指摘された．血清 BUN, Cr は正常である．

たとえばこの症例は，高 Ca 血症のセミナー 13 で使われた症例でもあるが，実際の臨床の現場では血清の Ca だけが測定されて，リ

ンが測定されないということはむしろ少なく,両方が同時に測られていることが多い.高 Ca 血症のアセスメントとして,副甲状腺機能亢進症あるいは悪性腫瘍などがもっとも頻度の高いものとして考えられるが,このような高 Ca 血症の場合には,PTH が高い,あるいは悪性腫瘍により PTHrP が高値を示していることによって,腎の尿細管でのリンの再吸収閾値がやや低下していて,したがって低リン血症を伴っているというアセスメントができる.

したがって,明らかな血清 Ca 値の異常を伴っている場合には,低リン血症のアセスメントは比較的容易であることが理解される.

症例 2

> 65 歳の女性.疲れやすいという.血清 Ca 値 8.4 mg/dl,リン 2.2 mg/dl,アルブミン 3.8 g/dl

このような症例は,臨床の現場では比較的多いのではないかと思われる.アルブミン値で補正してもイオン化 Ca 濃度は正常あるいは少し低下していると考えられる.

低 Ca 血症の原因には,PTH の分泌不全(原発性副甲状腺機能低下症),PTH の作用不全(偽性副甲状腺機能低下症),ビタミン D 欠乏症,腎不全などが考えられる.PTH の分泌不全あるいは作用不全の場合は,腎でのリン再吸収の閾値が上昇しているので,血清リン値が低下していることはない.

したがって,このような症例ではビタミン D の作用が十分にないのか,あるいは腎不全があるのかということが問題になるが,腎不全の場合にも,血清のリン値は一般に上昇してくるので,低リン血症があることからすると,腎機能がわるいとは考えにくい.

実際,血清の BUN,クレアチニンを測定すれば,腎不全があるかどうかはすぐ明らかになる.この症例では,血清の BUN,クレアチニンは正常であった.

このような症例では,ビタミン D の欠乏あるいは作用不全が考え

られる．実際にビタミン D の摂取不足によるビタミン D 欠乏症は，考えられているより意外に多いことが知られている．とくに老人で，外出しない，日光照射時間が不足している，また，ビタミン D の十分に含まれている食事（魚など）の摂取が少ないと，ビタミン D 欠乏症になりやすい．四肢近位筋の脱力などの臨床所見を得ることができる．

ちなみにビタミン D 欠乏があるかどうかの判定は，血中の 25 ヒドロキシビタミン D〔$25(OH)D_3$〕の測定がもっとも鋭敏である．

症例 3

> 46 歳男性．消化性潰瘍による消化管出血によって入院．入院 2 週間後の血清検査で，血清リン 1.2 mg/dl，Ca 9.2 mg/dl，アルブミン 4.0 g/dl，BUN 18 mg/dl，Cr 1.0 mg/dl

入院時のリンは正常であったし，入院後から数日は食止めをされていたが，適切な点滴を受けている．流動食など，急速に病状が回復しているにもかかわらず，定期の血清生化学検査で低リン血症が発見されている．

スポット尿をとってリンを測定してみると，10 mg/dl 以下と，尿中リン排泄量はきわめて低下しており，1 日の尿のリン排泄量も 100 mg 以下である．

この成績からいうと，血中のリンが下がっていることに対して，腎臓は適切に反応し，尿中にほとんどリンを排泄しないという正常の反応をしていることになる．

したがって，この症例の場合は，① 体内へのリンの供給がきわめて少ないか，あるいは，② 急速に細胞にリンがとり込まれている，③ どこかで急速に細胞が増殖しているなどのために，リンの使用量がふえて，細胞外液からリンが急速に減少しているという場合が考えられるが，もちろん後者②③の場合は考えにくい．

したがって，この症例では，リンの摂取量がきわめて少ないこと

を考えることになるが，消化性潰瘍といっても，食事の摂取がまったくないわけではないので，このような可能性もないことになる．

制酸剤による低リン血症——マーロックス

そこで次に考えられるのは，消化管からのリンの吸収がわるいのではないか，ということになる．この理由として，臨床的に頻度が一番多いのが，消化性潰瘍のときによく使われるマーロックスなどリンを吸着するアルミニウム，マグネシウムを含んだ制酸剤の投与である．これらの制酸剤は腸管腔内でリンを吸着するので，リンが吸収されなくなる．実際にこの症例では，マーロックスが1日40 g，分4で投与されており，そのために起こった低リン血症であることが明らかになった．

このような病態は，比較的よくみられるので，注意しておく必要がある．とくに，きわめて高度な低リン血症になると，溶血性貧血，白血球機能低下などもまれではないので，注意が必要である．

〔症例1〕〔症例2〕については，スポット尿あるいは24時間尿のリンとクレアチニン排泄量を測定することによって，ノモグラムから尿細管でのリン再吸収閾値が下がっていることを示すことができる．

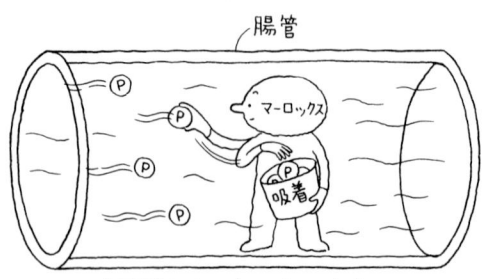

制酸剤によって起こる低リン血症

鉄製剤による低リン血症——フェジン

　もう1つ，欧米ではみられないが，日本特有の病態があるので注意をしておきたい．それは鉄欠乏性貧血がある場合に使われるフェジンという鉄製剤についてである．これは静脈注射として使われる．そのメカニズムは明確ではないが，近位尿細管でのリンの再吸収を抑制して，低リン血症を起こす．

　したがって，この症例の場合も，消化性潰瘍による消化管出血による貧血があるので，当然鉄を供給することが考えられ，もしフェジンを投与されているとなると，フェジンによる低リン血症の可能性もある．

　ただし，その場合には，尿中のリンの再吸収の閾値が下がっているので，尿中のリンの排泄はこの症例のように低下しておらず，むしろ正常なはずである．しかし，この症例の場合，マーロックスのようなリンを吸着する制酸剤が同時に投与されているとなると，フェジンによるものか，マーロックスのようなリンを吸着する制酸剤の投与によるものか，あるいは両方による低リン血症というメカニズムが考えられよう．そこでスポット尿のリン測定が簡単で，しかも病態把握と診断，したがって適切な対策の立案に役立つというわけである．

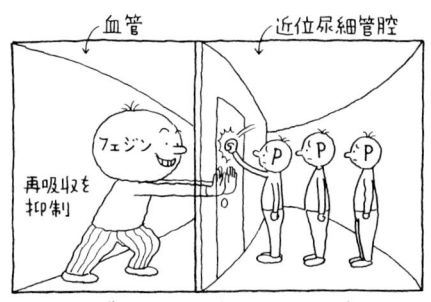

鉄製剤によって起こる低リン血症

細胞内への移動による低リン血症

 T大学病院のS君は，現在内科をまわっている研修医で，6人の患者の受け持ちである．ある週の病棟回診のとき，血清リン濃度が2.0 mg/dlの患者について考えるようにいわれた．ところが，一緒に診ていた指導医がS君の受け持ち全員のリン濃度が低いことに気づいた．これはどういうことであろうか？

 実はS君はまじめな研修医であるが，朝は弱い．T大学病院では医者が採血するのだが，今週の採血日も寝坊してしまい，病院に着いたときには患者さんは朝食を済ましていたのである．

 食後にはインスリンが分泌されるが，このときグルコースとともにリンも細胞内に移動する．S君の受け持ちの患者さんはすべて食後の採血になってしまったので，空腹時の採血に比べて低リン血症になったのである．

 グルコースの入った点滴を始めると血清リン濃度がやはり低くなるのも同じ理由である．S君のエピソードは笑い話ですまされるのかもしれないが，栄養失調状態の患者に急に点滴でカロリーを補充すると大変なことになる．このような患者ではもともとリン欠乏があるので，著明な低リン血症となり，さまざまな細胞機能が障害され（溶血や横紋筋融解も起こる），死に至ることもある．

 また，S君の同僚のK君の患者の1人も，入院時に採血した血清のリン濃度が1.5 mg/dlと低く出てしまったことに悩んでいた．この患者は食欲の低下もなく，採血したのも入院した日の昼食直前であった．さて，なぜであろうか？

 K君もまじめな研修医である．ただ，ちょっと不器用で採血はうまくない．実は同じときにとった血液ガスで，著明な呼吸性アルカローシスがみられている．どうも，患者さんを緊張させて過呼吸にしてしまったらしい．CO_2は容易に細胞膜を通過するので，呼吸症アルカローシスでは細胞内の解糖系が活性化されるため，リンが細胞内に移動する．もちろん，呼吸がもとにもどると，通常リン濃度

も回復する．一方，HCO_3は細胞膜を簡単には通らないので，代謝性アルカローシスではこのようなリンの移動は起こらない．

このように食事やホルモンの作用で，リンは容易に細胞内に移動する．つまり，リン濃度には他の電解質より大きな日内変動があるため，その解釈には注意が必要である．

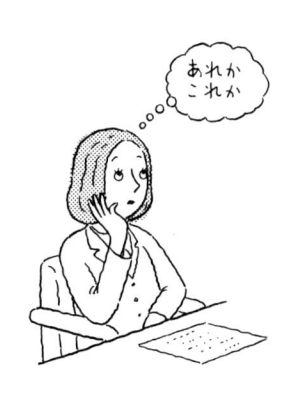

16 高リン血症

 リンのバランスから考えると,高リン血症が起こるのはきわめて限られた場合になる.たとえば経口的に大量のリンを摂取すると,一時的に血中のリンは上がるかもしれないが,糸球体濾過値が正常であれば,このリンは速やかに尿中に排泄されて,血中のリンの濃度は一定に保たれている.したがって,腎機能が正常である限りよほど急速なリンの大量負荷がなければ,高リン血症が持続することは考えにくい.

 腎機能が正常であって,高リン血症を生じうる疾患としては,副甲状腺機能低下症があげられる.この場合は,腎からのリン排泄の閾値が高くなっている.

腎不全と高リン血症

 高リン血症が一番起こりやすいのは,腎機能が低下している場合である.すなわち急性および慢性の腎不全である.糸球体濾過値で表わされる腎機能が正常であれば,尿細管の再吸収の閾値を上昇させるような因子が存在している場合にのみ高リン血症が現われることになる.このカテゴリーでもちろん一番頻度の多いのは PTH の分泌不全あるいは作用不全,すなわち副甲状腺機能低下症あるいは偽性副甲状腺機能低下症ということになる.両者ともこの病態では低 Ca 血症が存在するので,診断は比較的容易である(図 16-1).

 したがって,高リン血症をみた場合には,まず腎機能をみることが重要であるが,一般的にはリンの測定は血清生化学の一部として行われるので,同時に BUN,クレアチニンなどが測定されているから,腎不全があるかどうかはただちに明らかであろう.

16. 高リン血症 **101**

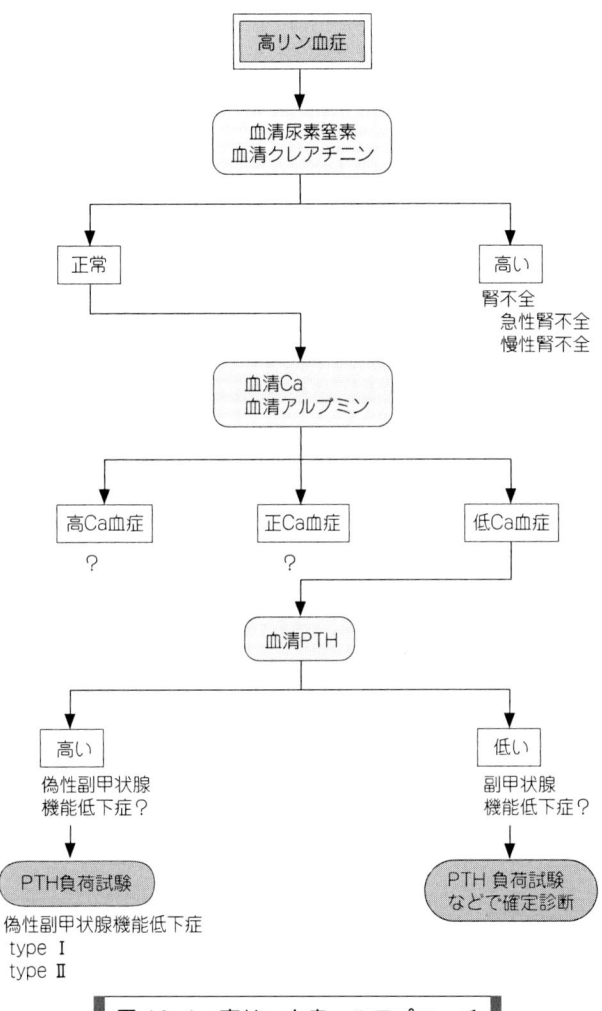

```
┌─────────┐
│ 高リン血症 │
└────┬────┘
     ↓
┌──────────────┐
│ 血清尿素窒素   │
│ 血清クレアチニン│
└──────┬───────┘
   ┌───┴───┐
   ↓       ↓
 正常     高い
          腎不全
          　急性腎不全
          　慢性腎不全
   ↓
┌──────────────┐
│ 血清Ca        │
│ 血清アルブミン │
└──────┬───────┘
   ┌───┼───┐
   ↓   ↓   ↓
高Ca血症 正Ca血症 低Ca血症
  ?      ?
            ↓
       ┌────────┐
       │ 血清PTH │
       └───┬────┘
       ┌───┴───┐
       ↓       ↓
      高い    低い
   偽性副甲状腺  副甲状腺
   機能低下症?  機能低下症?
       ↓          ↓
  ┌──────────┐ ┌──────────────┐
  │PTH負荷試験│ │PTH負荷試験    │
  └──────────┘ │などで確定診断 │
               └──────────────┘
  偽性副甲状腺機能低下症
   type I
   type II
```

図 16-1　高リン血症へのアプローチ

症例 1

25歳の男性．炎天下の 10 km マラソンに参加した 2 日後，茶褐色の着色尿に気づいて来院した．
　尿は，潜血反応（4＋），沈渣に赤血球は 5〜10 個/視野．
血清生化学は，BUN 35 mg/dl，Cr 5.4 mg/dl，リン 12.4 mg/dl，Ca 7.6 mg/dl．
血尿があり，腎不全，高窒素血症，著明な高リン血症と低 Ca 血症がある．

まず，高窒素血症であるが，通常は，急性にしろ慢性にしろ腎不全では，BUN/クレアチニン比はほぼ 10〜20 で両者が上昇していることが多い．とくに，脱水が強かったりタンパク異化が進んでいるときには，BUN/クレアチニン比が 20 以上になることが多い．

この症例の特徴は，BUN，クレアチニンがともに上昇して高窒素血症があるが，BUN/クレアチニン比が 10 以下であることにある．すなわち，クレアチニンが BUN に比して異常に高くなっているということである．

横紋筋融解症による急性腎不全

この値だけで，ほぼ間違いなく横紋筋融解症（rhabdomyolysis）による急性腎不全を疑うべきである．実際，炎天下の長距離走をしたという背景，茶褐色の着色尿があり，潜血反応が強陽性であるにもかかわらず，沈渣の赤血球が少ないことからいうと，ミオグロビン尿症を強く疑う．

rhabdomyolysis による急性腎不全では，横紋筋の融解により，大量のクレアチン，クレアチニンが血中に放出される．これが BUN に比べてクレアチニンが異常高値を示す 1 つの理由になる．さらに横紋筋融解によるタンパク異化などによりあまり重症ではない高窒素血症（この症例の場合 BUN が 30〜40 mg/dl 程度の腎不全）にもかかわらず，血中リン濃度はきわめて高い値を示すという特徴がある．

さらに，これに伴って，融解した横紋筋にCaが沈着するので，低Ca血症となる特徴がある．この低Ca血症の一部は，高リン血症によるものと考えられる．また，大量の筋肉の崩壊のために，きわめて高度の高尿酸血症になることも特徴である．

このように，高窒素血症という腎不全の病態において，高リン血症となることは予想されるが，その腎不全の原因によって，高リン血症の程度が違うという例外があることを知っていてほしい．

通常，急性腎不全の場合でも，BUN 50～100 mg/dl，クレアチニンが5～10 mg/dlに上昇しても，血中のリン濃度が10 mg/dlを超えることはそれほど多くはない．まして，慢性腎不全の場合は，透析導入時に至る以前に，多くの患者は，リンの吸着剤などを投与されるなど，著明な高リン血症をきたすことは比較的まれである．

したがって，この症例のようなきわめて高度の高リン血症がある場合には，腎不全といっても特異な病態を考えなくてはいけない．

外傷に引き続いて起こるrhabdomyolysisによる急性腎不全，いわゆる"crush syndrome"の場合にも同様な所見がみられるので，十分注意する必要がある．阪神大震災で多くの症例の発生は予測されたことだが，実際多く発生した．

化学療法と高リン血症

症例2

45歳の男性．悪性リンパ腫の治療を始めたところ，高リン血症がみられた．経過を図16-2に示す．

この症例では悪性リンパ腫で，リンパ腫のmassはかなり大きいと考えられ，化学療法を始めたところ，高リン血症が急速に出現してきている．

化学療法を開始する前の腎機能は正常で，化学療法開始前からアロプリノール，重炭酸ナトリウムによる尿のアルカリ化と十分な尿

図 16-2　臨床経過

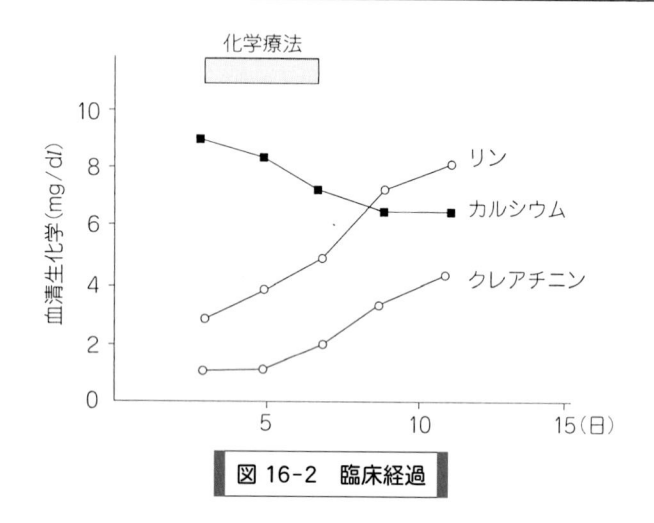

量の維持をしている．

　通常，悪性リンパ腫，とくに腫瘍の量がかなり大きい悪性リンパ腫の化学療法，あるいは放射線療法などで急速に細胞の融解が起こると，細胞から多量のリンや尿酸が代謝産物として産生されるために，高リン血症，高尿酸血症などが起こり，しばしば急性腎不全を引き起こすことが知られている．そのために，化学療法などに先立って，アロプリノールにより尿酸の生成を抑え，輸液にて尿量を維持し，尿のアルカリ化をすることが行われる．

　しかし，この症例では尿酸に対しては十分な対策がされていたが，まれにではあるが，急速に高リン血症が現われ，それとともに腎機能が急性に低下する症例がみられる．

急性骨髄性白血病，悪性リンパ腫と高リン血症——腫瘍細胞と血清リンと細胞融解

　このような症例は，多くの報告では，急性骨髄性白血病あるいは悪性リンパ腫であることが多い．その理由はなぜかということをも

う少し考察してみよう．すでに述べたように，腎機能が正常である場合には，かなりの量のリンが急速に負荷されても，速やかに尿中に排泄され著明な高リン血症になることは少ない．しかし，このような症例では，急速に増殖している腫瘍細胞があり，血中のリンが腫瘍細胞に利用されているために，尿中のリンの排泄量がきわめて少なくなっており，腎ではリン摂取不足の場合のようにリンを保持しようとしている．このためリンの排泄閾値が上昇しており，尿中にはほとんどリンが排泄されないという病態が持続していることが多い（セミナー14参照）．

このようなときに急速な細胞の融解が起こって，大量のリンが細胞外液に放出されると，糸球体濾過値は正常であっても，尿細管でのリンの再吸収が亢進しているために，これを尿中に速やかに排泄することができなくなり，そのために高リン血症となるのである．

この高リン血症のために，腎実質への Ca，リンの急速な沈着などにより，急性腎不全が起こることが知られている．

したがって，このようなメカニズムによる高リン血症，急速に悪化していく腎機能低下は，通常の化学療法の場合にはそれほどみられるわけではない．細胞が急速に増殖していくような病態が先行している，という前提条件が必要で，ほとんどの報告例は，さきに述べたように急速に悪性腫瘍細胞が増殖している急性骨髄性白血病あるいは悪性リンパ腫の一部に限ってみられているようである．

実際，このような症例が再発する前後で経過を追っていると，腫瘍の増殖に伴って，血中のリン値は低下しないにもかかわらず，尿中のリンの排泄量が急速に低下してくることがみられる．そのようなときには，化学療法による急速な腫瘍細胞の破壊によって腎不全が引き起こされることもまれではないので，化学療法に際しても，このことに十分注意した対策を考えておく必要があることを知っておくべきである．

17 マグネシウムの調節系

血清 Mg 濃度

血清 Mg 濃度は，1.6～2.4 mg/dl 程度の範囲に保たれている．この血清 Mg の 20％は，アルブミンを主としたタンパクに結合している．体内には約 2,000 mg の Mg が含まれているが，その大部分は細胞内に存在し，一部は骨組織にも存在している．

細胞内に存在している Mg のうち約 1/3 は血清 Mg と平衡状態にあると考えられている．

さて，カルシウムの場合と同様に，マグネシウムもイオン化マグネシウムが大切であり，最近は測定できるようになってきた．おおまかには，約 60～70％がイオン化マグネシウムと考えればよく，この分だけ糸球体でも濾過される．

Mg の摂取

1 日の Mg 摂取量は 200 mg 前後であり，この 30～50％が小腸で吸収されて細胞外液に移行する．これは糸球体濾過を受け，尿細管の再吸収の調節のメカニズムで，1 日に腸管から吸収されたのとほぼ同量の Mg が尿中に排泄される．

腎での Mg 排泄の調節メカニズム

糸球体で濾過された濾液に含まれる Mg の約 30％程度が近位尿細管で再吸収され，残りは遠位尿細管で再吸収されるが，Mg の再吸収の調節にかかわってくるのは，Henle の loop の上行脚の太い部分であると考えられている．この部分で糸球体で濾過された Mg の

50％前後が再吸収されている．

尿細管全体での Mg 再吸収には閾値 (tubular maximum ; Tm) が存在していて，Tm を超えて濾過された Mg は，すべて尿中に排泄される．

リンの場合と同じように，経口的に大量の Mg を負荷した場合，あるいは点滴静注などで Mg を負荷した場合には，Tm を超える Mg は速やかに尿中に排泄されるが，食事中の Mg 含有量が不足してくると，尿中の Mg 排泄量は速やかに低下して，体内外の Mg のバランスが維持される．

また，食事中の Mg の含有量が低下する状態が長期的に続いて，Mg 欠乏が起こってくると，尿中の Mg はほとんど検出できないぐらいにまで低下する．

血中 Mg 濃度は，ほとんど腎臓での Mg の再吸収閾値によって決定されるが，これを調節している因子は Mg の摂取量であり，身体の Mg 量の過不足であり，リンに関する PTH のような明らかなホルモンなどの調節因子は，現在のところ知られていない．

Henle の loop の上行脚の太い部分での Mg の再吸収は，Ca の再吸収と一部競合しているので，遠位尿細管に到達する Ca の量がふえている場合，すなわち臨床的には高 Ca 尿症がある場合には，Mg の再吸収が一部抑制されることが知られている．しかし，このような高 Ca 尿症の病態で明らかに低 Mg 血症を示すような症例は，それほど報告されているわけではない．

このような腎での Mg 排泄の調節メカニズムのために，高 Mg 血症がみられるのは急速に大量の Mg が負荷されているときか，それとともに，あるいはそうでなくても腎機能が低下している病態，すなわち急性あるいは慢性腎不全の場合である．

低 Mg 血症がみられる病態

低 Mg 血症がみられる病態は，腎臓での Mg 再吸収が抑制されている病態か，あるいは長期にわたる食事中の Mg が低下しているた

めに Mg 欠乏症が起こっている場合に限られる．

　食事中の Mg が長期に欠乏することは比較的まれと考えられ，長期の飢餓を除けば低 Mg 血症がこのようなメカニズムで発現してくることはそれほど多くはない．日本のように経済的に比較的豊かな国ではこのようなメカニズムによる Mg 欠乏の病態の頻度は少ない．

　Mg は細胞内に多く存在しているので，体全体での Mg の含有量が減ってきていても，血中の Mg 濃度が明らかに低下することは多くない．

　尿細管の Mg の再吸収が低下する病態としては，シスプラチンなどによる腎障害，慢性のアルコール摂取がよく知られている．

　このようなときには尿中のマグネシウム排泄をみてみよう．腎機能が正常ならば，Mg 欠乏の際には，尿中排泄は低下しているはずである．さらに，点滴で Mg を負荷してみて，その 70％以下しか排泄されなければ，たとえ血中濃度が下がっていなくても Mg 欠乏があると判断できる．

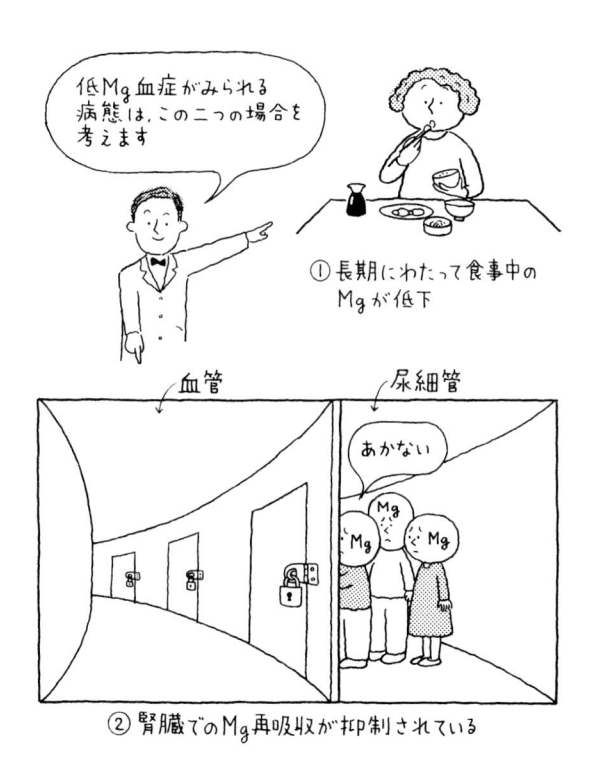

① 長期にわたって食事中のMgが低下

② 腎臓でのMg再吸収が抑制されている

18 低マグネシウム血症

低 Mg 血症による低 Ca 血症の病態

低 Mg 血症の臨床像の中心となるのは，低 Mg 血症による低 Ca 血症の病態である．

すなわち，低 Mg 血症になると低 Ca 血症が起こり，低 Mg 血症の程度に応じた血清 Ca 濃度の低下がみられる．
これには，
① PTH の分泌不全………………………メカニズム①
② PTH の骨，腎に対する作用不全………メカニズム②
の 2 つのメカニズムがある．

事実，低 Mg 血症による低 Ca 血症の場合は，低 Ca 血症にもかかわらず，血中の PTH の濃度は上昇していない（メカニズム ①）．

さらに，このような病態で PTH を投与しても，PTH の腎作用の指標である尿中の cyclic AMP の上昇もみられないし，尿中のリンの排泄もふえない（メカニズム ②）．

さらにまた，このような低 Mg 血症性低 Ca 血症の患者に Mg の静注あるいは筋注をして急速に血中の Mg 濃度を是正すると，PTH が 1〜2 分のあいだに急速に分泌されて，血中の PTH 濃度が急速に上昇する．

このことから，低 Mg 血症では，PTH の合成障害ではなくて，PTH 分泌の障害が存在していることが示唆される．

しかし，このような PTH の分泌が起こっても，PTH の骨，腎に対する作用が発現するためには，細胞内の Mg が十分補充される必要があるらしく，PTH が急速に上昇しても，血中の Ca はなかなか

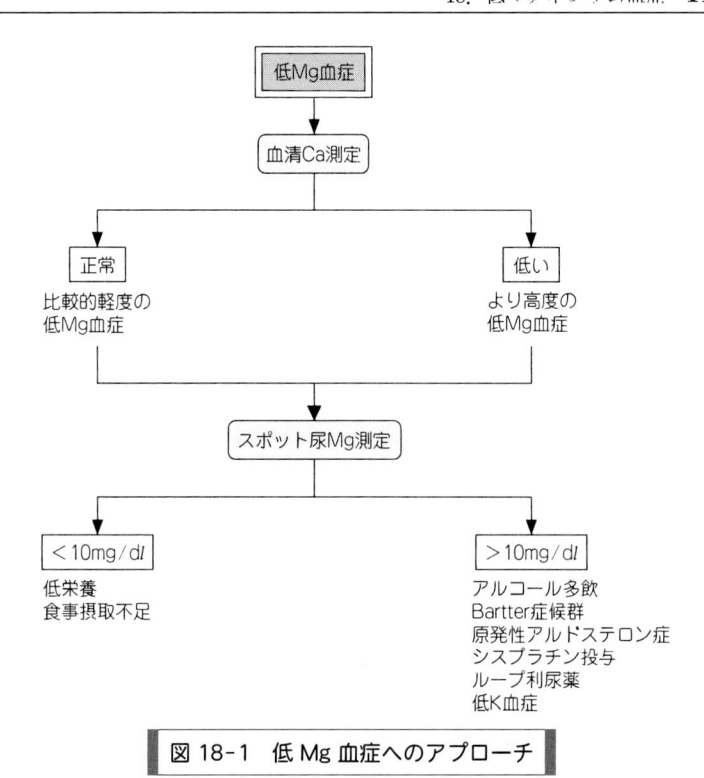

```
                    ┌─────────┐
                    │ 低Mg血症 │
                    └────┬────┘
                         │
                    ┌────┴─────┐
                    │ 血清Ca測定 │
                    └────┬─────┘
              ┌──────────┴──────────┐
          ┌───┴──┐              ┌───┴──┐
          │ 正常 │              │ 低い │
          └──────┘              └──────┘
      比較的軽度の              より高度の
      低Mg血症                  低Mg血症
              └──────────┬──────────┘
                    ┌────┴───────┐
                    │スポット尿Mg測定│
                    └────┬───────┘
              ┌──────────┴──────────┐
         ┌────┴─────┐          ┌────┴─────┐
         │<10mg/dl │          │>10mg/dl │
         └──────────┘          └──────────┘
         低栄養                 アルコール多飲
         食事摂取不足           Bartter症候群
                                原発性アルドステロン症
                                シスプラチン投与
                                ループ利尿薬
                                低K血症
```

図 18-1　低 Mg 血症へのアプローチ

上昇してこない．

　Mg の筋注を繰り返すなどにより Mg が十分補充されるとはじめて，徐々にではあるが血中の Ca が上昇してきて，この病態が正常に復することが知られている．

症例 1

45歳の男性．ここ数年飲酒量がふえ，さらに食事の摂取量も減っている．るい痩が激しい．
血清 Ca 7.6 mg/dl，Mg 0.8 mg/dl，アルブミン 3.6 g/dl．補正 Ca 濃度からみても明らかな低 Ca 血症がある．明らかなテタニーは訴えないが，Chvostek 徴候が陽性である．
BUN 10 mg/dl，クレアチニン 0.7 mg/dl と，腎機能も正常で血清 Pi 濃度も 3.5 mg/dl と正常範囲にある．

血清 Mg 濃度がきわめて低いので，低 Mg 血症による低 Ca 血症を疑う．血清 PTH，尿中 cyclic AMP 測定などが有用な検査手技である．

この症例では，低 Ca 血症にも低 Mg 血症が関係している．Mg 欠乏では，PTH の分泌障害が起こるだけでなく，末梢組織での PTH に対する抵抗性も生じ，PTH の作用が低下し低 Ca 血症に至ると考えられている．

血清 PTH は低い．にもかかわらず，血清リンが高値でないのは，十分な栄養摂取がされていないことを示唆する．

治療はどうするか──栄養状態の改善

一般的な栄養状態の改善が必要であるが，とくに Mg の投与が必要と思われる．Mg の投与法については，Mg sulfate の筋注が適切である．50% Mg sulfate 2 ml 筋注，1日2回で血中の Mg などをモニターしていると，血清 Mg の上昇につれて，血清 Ca 濃度も正常にもどってくる．

慢性アルコール多飲と低 Mg 血症

低 Mg 血症は，とくに慢性のアルコール多飲に伴ってきわめて頻繁にみられる電解質異常である．そのメカニズムについては，アルコール多飲にしばしばみられる食事摂取量の低下，あるいは十分な

食事摂取がされていないということも考えられるが，低 Mg 血症の頻度がきわめて多いことからいうと，単に食事摂取不足に伴う Mg 摂取量の不足だけでは説明できないと考えられている．

事実，アルコール多飲の患者では，血清 Mg が低値にもかかわらず，尿中の Mg 排泄が比較的維持されていて，アルコール摂取がなんらかのメカニズムで尿細管での Mg の再吸収を抑制しているのではないか，ということを示唆するような成績が多くある．正確なメカニズムについては明らかではない．

その他の低 Mg 血症のみられる病態

頻度からは少ないが，低 Mg 血症をしばしば伴う病態に Bartter 症候群，原発性アルドステロン症などがある．Bartter 症候群では Henle の loop の上行脚の NaCl 再吸収の抑制があるため，Mg の再吸収も抑制されるからである．furosemide などのループ利尿薬の長期投与でも同じく低 Mg 血症がみられる．

原発性アルドステロン症でも慢性の細胞外液増加 (volume expansion) のために尿中 Mg 排泄が増加するためである．また，一般に低 K 血症では尿中 Mg 排泄がふえており，低 Mg 血症がしばしばみられる．

19 高マグネシウム血症

血清 Mg の調節メカニズムから明らかなように，高 Mg 血症がみられるのは，急速に Mg を負荷した場合，あるいは腎不全の場合に限られる．しかし，急性にしろ慢性にしろ，透析を必要とするような高度の腎不全，すなわち BUN 100 mg/dl，クレアチニン 10 mg/dl 程度を超える腎不全であっても，血清 Mg 濃度が 5 mg/dl を超えるような病態になることはきわめて少ない．ただし，腎不全の人に Mg を含む薬剤を漫然と長期に投与しないように注意しなくてはならない．

高 Mg 血症の症状はとくに明らかなものはないが，一般に血清の Ca が上昇すると，高度の高 Ca 血症などと同様に細胞の興奮性が低下する．

高 Mg 血症の程度の指標――深部腱反射

臨床的には，高 Mg 血症の臨床症候，あるいは高 Mg 血症の程度の指標としてもっともすぐれているのは深部腱反射である．したがって，臨床的には高 Mg 血症が疑われるような場合，あるいは高 Mg 血症が起こることが予測されるような場合には，血中の Mg 測定も重要であるが，アキレス腱反射がよい指標になる．一般にアキレス腱反射は，血清 Mg 濃度が 5 mg/dl を超えるとやや低下し，8～10 mg/dl を超えるとほとんど消失する．

高 Mg 血症発現の予測される場合

このように高 Mg 血症が起こることが予測されるのはどういう場合であろうか．

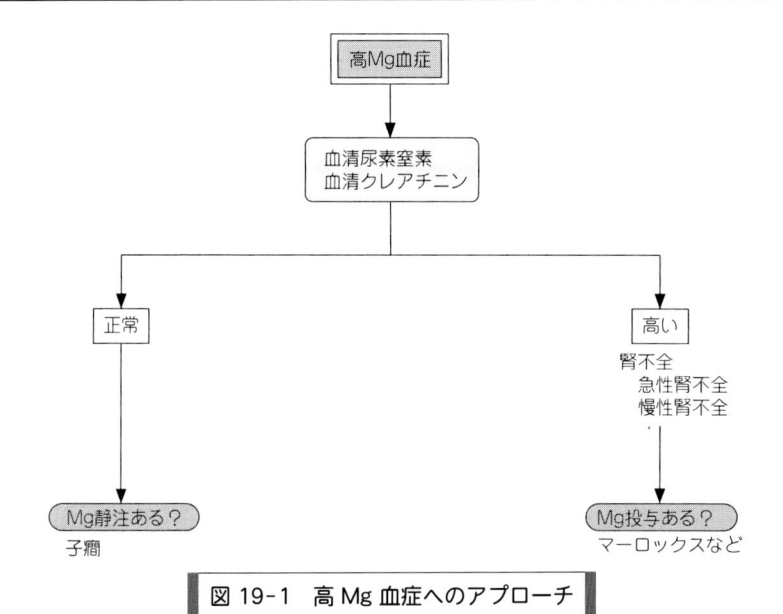

```
                    ┌─────────┐
                    │ 高Mg血症 │
                    └────┬────┘
                         │
                  ┌──────▼──────┐
                  │  血清尿素窒素 │
                  │ 血清クレアチニン│
                  └──────┬──────┘
                  ┌──────┴──────┐
                  │             │
               ┌──▼─┐        ┌──▼─┐
               │正常│        │高い│
               └──┬─┘        └──┬─┘
                  │           腎不全
                  │          急性腎不全
                  │          慢性腎不全
                  │              │
          ( Mg静注ある？)   ( Mg投与ある？)
              子癇          マーロックスなど
```

図 19-1　高 Mg 血症へのアプローチ

　それは子癇（eclampsia）の治療の場合である．eclampsia では，現在でも Mg sulfate の静注が使われており，大変有効な治療法として知られている．

　この副作用は，当然のことながら，高 Mg 血症であり，臨床的には子癇に対して Mg の静注を続けながら血中の Mg をモニターするが，臨床現場では同時にアキレス腱反射をモニターしながら Mg の投与量を調節する．

酸塩基平衡

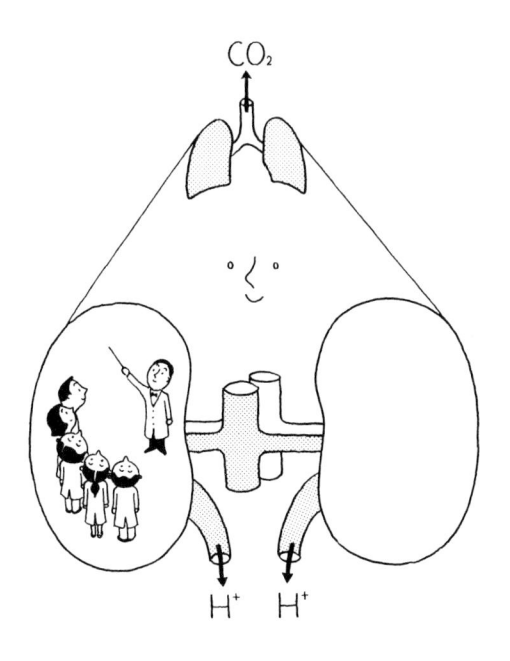

20 H$^+$バランスの生理
volatile vs. non-volatile acids

H$^+$の発生

　生命活動を保つ代謝のプロセスで，1日約 15,000〜20,000 mEq の H$^+$ が発生する．このうちの大部分は糖，脂肪などの酸化によって生ずる CO_2 とその水に溶けて存在する H_2CO_3（炭酸）である．この炭酸は肺から呼吸によって速やかに排出されるのでこれを揮発性酸（volatile acid）という．このほかに，タンパクの代謝によって生ずるリン酸，硫酸などの不揮発性酸（non-volatile acids）は，肺から排出されず腎臓を経由して尿中に排泄される（表 20-1）．このような腎臓から尿中に排泄される non-volatile acids の量は食事の量，内容によるが，1日約 50〜100 mEq（1 mEq/kg 体重）である．

表 20-1　代謝と酸の生成

糖　　質	→CO_2（H_2CO_3），乳酸などの有機酸
脂　　質	→CO_2（H_2CO_3），ケト酸
タンパク質	→CO_2（H_2CO_3），硫酸，リン酸

CO_2 は糖質，脂質，タンパク質の代謝によって1日 15,000〜20,000 mEq 産生され肺から排出される．non-volatile acids の大部分はタンパク代謝によって産生される硫酸，リン酸であるが，特殊な病態では乳酸，ケト酸などの代謝が不十分で，これらの有機酸が貯留して「代謝性アシドーシス」となる．

代謝性アシドーシスと呼吸性アシドーシス

このような non-volatile acids が尿中に十分に排泄されなかったり,また尿中への排泄能力を越えて過剰に生産されて体液に貯留した状態が「代謝性アシドーシス」である.これに対し volatile acid が体中に貯留した状態が「呼吸性アシドーシス」であるが,CO_2は肺から容易に排泄されるので呼吸性アシドーシスがH_2CO_3の過剰の生産によって起こることはない.この病態は呼吸の異常によってCO_2が排泄されないために起こるものである.

このように酸を volatile と non-volatile acids に区分することができるが,volatile acid による酸塩基平衡の異常は呼吸系の異常であり,ここではふれない.以下では non-volatile acids によってもたらされる腎の機能が重要な役割を果たす酸塩基平衡異常,すなわち「代謝性アシドーシス,代謝性アルカローシス」について焦点を合わせていきたい.

体液の H^+ 濃度と緩衝系

体液の H^+ 濃度は普通動脈血の pH を測定して表わされる.体液中には H^+ 濃度を一定に保つような緩衝系がいくつか存在するが,このうちで,もっとも重要なものは $HCO_3^- - H_2CO_3$ 緩衝系であり,pH との関係は式(1)で規定されている.

$$pH = pK + \log \frac{HCO_3^-}{H_2CO_3} ; pK = 6.1 \qquad \cdots (1)$$

この式で,H_2CO_3はCO_2が体液中に溶けているものである.通常,CO_2はガスとしてその分圧 pCO_2 (mmHg) で測定されるが,H_2CO_3の濃度 (mmol/l) は $0.03 \times pCO_2$ (mmHg) である.

pH は H_2CO_3 と HCO_3^- の比で決まる

式(1)から明らかなように,過呼吸によってpCO_2が低下すればH_2CO_3が低下し,pH が上昇する.また HCO_3^- が低下すれば pH が

下がる.このように pH は H_2CO_3 と HCO_3^- の比で決まる.

HCO_3^--H_2CO_3緩衝系が重要なわけ

HCO_3^--H_2CO_3緩衝系がもっとも重要である理由は,1つにはこの系が他の緩衝系より量的に大きい,ということである.事実,急性の non-volatile acid 負荷では負荷 H^+ 量の50%近くが,ただちに HCO_3^--H_2CO_3 を中心とした細胞外液の緩衝系で buffer される.また,HCO_3^--H_2CO_3 緩衝系の buffer pair (HCO_3^- と H_2CO_3) の濃度が腎と肺という2つの別々の臓器で独立して調節されている点が特異的であり,また重要である.

isohydric principle

この HCO_3^--H_2CO_3 系で規定される pH と他の緩衝系とのあいだには式 (2) のような関係 (isohydric principle) が存在する.

$$\begin{aligned} pH &= pK_1 + \log\frac{A^-}{HA} \\ &= pK_2 + \log\frac{B^-}{HB} \quad \cdots (2) \\ &= pK_3 + \log\frac{C^-}{HC} \end{aligned}$$

ここで A^--HA は HA という酸と A^- という塩基の pair からなる緩衝系,B^--HB は HB という酸と B^- という塩基の pair からなる緩衝系である.この式から明らかなように HCO_3^--H_2CO_3 の buffer pair の比が変わると pH が変わり,それに従って,他の buffer pair の比も変化する.しかし,すでに述べたように HCO_3^--H_2CO_3 の pair はおのおのの濃度が,腎と肺で独立して調節されているのに対し,他の pair では,そういう独立した調節はなく,(A^-+HA) の濃度は一定のままで A^- と HA の比が pH によって変化するにすぎない.体液中のこれらの buffer pair にはヘモグロビンをはじめとしたタンパク,クレアチニン,リン酸などがある.

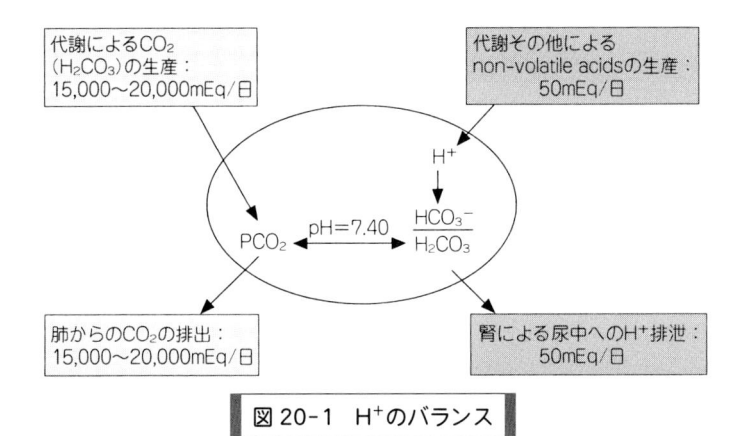

```
┌─────────────────────┐                    ┌─────────────────────┐
│ 代謝によるCO₂       │                    │ 代謝その他による    │
│ (H₂CO₃)の生産:      │                    │ non-volatile acidsの生産: │
│ 15,000～20,000mEq/日│                    │ 50mEq/日            │
└─────────────────────┘                    └─────────────────────┘
```

図 20-1 H⁺のバランス

H⁺のバランス

ここで HX という non-volatile acid が細胞外液に加えられたとすると，式 (3)

$$H^+ + X^- + Na^+ + HCO_3^- \longrightarrow H_2CO_3 + Na^+ + X^- \longrightarrow$$
$$H_2O + CO_2 + Na^+ + X^- \quad \cdots (3)$$

によって CO_2 は呼吸により排泄され H^+X^- と同量の HCO_3^- が消費され pH が低下する．1 日に 50 mEq の non-volatile acid が産生されるということは HCO_3^- が 50 mEq 消費されることになるが，その一部は，その他の buffer 系によって緩衝される．毎日，体内で産生される酸は HCO_3^- を消費し続けることになる．しかし，実際は，腎で H⁺ を 50 mEq 尿中に排泄し，それと同量の HCO_3^- を腎が産生して体液にもどして，H⁺ のバランスが保たれている（あるいは HCO_3^- が一定に保たれている）．このような H⁺ のバランスを示したのが図 20-1 である．そこで，次回のセミナーでは腎で H⁺ の分泌，排泄，HCO_3^- の産生について説明したい．

21 腎による H^+ 分泌, 排泄とその調節

H^+ の分泌

われわれの体内で, 1日約 50 mEq の non-volatile acid (今後, とくに注釈をつけない限り, H^+ は non-volatile acids とする) が産生され, 同量の HCO_3^- (その他の buffer pair も消費されるが, これらは HCO_3^- の等量として代表されると考えてよい) が消費される. そして腎では, この HCO_3^- の消費量, すなわち産生された H^+ を分泌, 尿中に排泄させる. このさい, 尿細管細胞で同量の HCO_3^- が産生され, 血中に放出され, この過程によって HCO_3^- の消費量が補充されることになる. ここでは, 腎がどのように HCO_3^- を再吸収し, H^+ を分泌するかについて理解をすすめる.

HCO_3^- の再吸収のメカニズム

1日に約 140 l の原尿が糸球体での血漿の濾過によって生成される (糸球体濾過量). 血漿の HCO_3^- 濃度は 24 mEq/l であるので, 1日に約 24 mEq/l×140 l/日=3,360 mEq/日の HCO_3^- が濾過される. 細胞外液にある HCO_3^- 量は, たかだか 300〜400 mEq であるので (細胞外液量は体重の約 20% であるので 60 kg の人では約 12 l となる), このような大量の HCO_3^- が濾過され尿中に排泄されてしまうと, 短時間に血漿 HCO_3^- はきわめて低い値になり, pH は下がり, 生命の維持は不可能となる. そこで腎としては, まず糸球体で濾過された HCO_3^- を回収する必要がある.

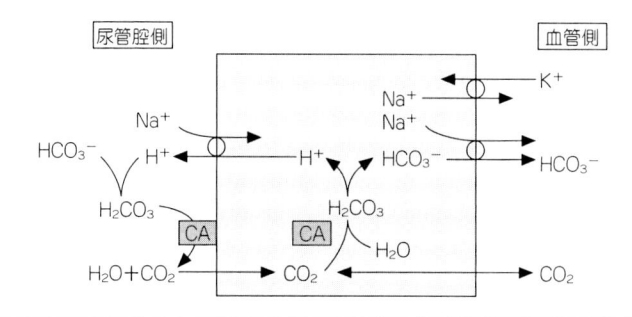

図 21-1 近位尿細管での H^+ 分泌, HCO_3^- 再吸収のメカニズム
CA: carbonic anhydrase

Na^+, H^+ exchanger

糸球体で濾過された HCO_3^- は, 大部分は (80～90%) が近位尿細管で Na^+ とともに再吸収される. このメカニズムは (図 21-1) に示すように近位尿細管での H^+ 分泌によるものである. すなわち, 近位尿細管の細胞の内で,

$$H_2O + CO_2 \longrightarrow H_2CO_3 \longrightarrow H^+ + HCO_3^-$$

という速やかな反応が炭酸脱水酵素 (carbonic anhydrase) によって起こっている. 血管側細胞膜には Na^+, K^+-ATPase があり, 細胞から Na^+ が汲み出され, そのため細胞内 Na^+ 濃度は 10～20 mEq/l ときわめて低く保たれている. また尿管腔側細胞膜である刷子縁膜 (brush border membrane) には Na^+, H^+ exchanger という膜タンパクが存在する. 糸球体で濾過された近位尿細管腔の尿中 Na^+, HCO_3^- 濃度は血漿と同じでそれぞれ 140, 24 mEq/l である. 細胞内 Na^+ 濃度は Na^+, K-ATPase のために低く, また細胞内は細胞外に比べて電位は陰性であるので, この Na^+ の化学濃度と電気勾配に従って Na^+ が尿細管腔から細胞内に流れ込む. このとき, 一部の Na^+ は刷子縁膜の Na^+, H^+ exchanger により H^+ と 1:1 で交換され, 細胞内

からH$^+$が尿細管腔に分泌される．このH$^+$は尿細管管腔内のHCO$_3^-$と反応し，

$$HCO_3^- + H^+ \longrightarrow H_2CO_3 \longrightarrow H_2O + CO_2$$

になる．この反応は brush border membrane にある carbonic anhydrase によって速やかに起こる．CO$_2$は細胞膜を自由に拡散できるので，血液側，細胞内，管腔内のpCO$_2$は平衡に達していると考えられる．

H$^+$が尿細管腔内に分泌されると，残った細胞内HCO$_3^-$は血管側細胞膜にあるNa$^+$，HCO$_3^-$ co-transporter によってNa$^+$とともに血液側に移行する．

このようなメカニズムで糸球体濾過されたHCO$_3^-$の大部分が近位尿細管で再吸収される．このプロセスで濾過されたHCO$_3^-$と，再吸収により血中に出現するHCO$_3^-$は同じ分子ではない（図21-1）．また再吸収されたHCO$_3^-$と同量のH$^+$（約3,000 mEq/日）が分泌される．

近位細尿管で再吸収されなかったHCO$_3^-$はHenle 上行脚および遠位尿細管で吸収されるが，この量は少ない．

さらに集合管ではH$^+$の分泌が続き，これらのH$^+$分泌はHCO$_3^-$の再吸収を伴うものではなく，このH$^+$分泌が正味の尿中へのH$^+$の排泄量となる．集合管の皮質部ではH$^+$分泌が優勢であり，代謝性アルカローシスのようにHCO$_3^-$の排泄を要するときにはHCO$_3^-$の分泌も認められる．このHCO$_3^-$の分泌はCl$^-$との交換輸送を介すると考えられ，H$^+$分泌はH$^+$-ATPase（H$^+$ポンプ）によると考えられている（図21-2）．このH$^+$分泌細胞とHCO$_3^-$分泌細胞は2つの異なる細胞である．

集合管でのH$^+$分泌では尿細管腔にHCO$_3^-$がほとんど存在しないので尿管腔のpHが低下する．そして管腔側の細胞膜は，細胞内（約pH 7）と管腔内のpH（約4.5まで低下する）の差を維持することができる．集合管でこの尿のpHを低く保つことが，H$^+$の排泄にきわめて重要である．すなわち，H$^+$は滴定酸，あるいはNH$_4^+$とし

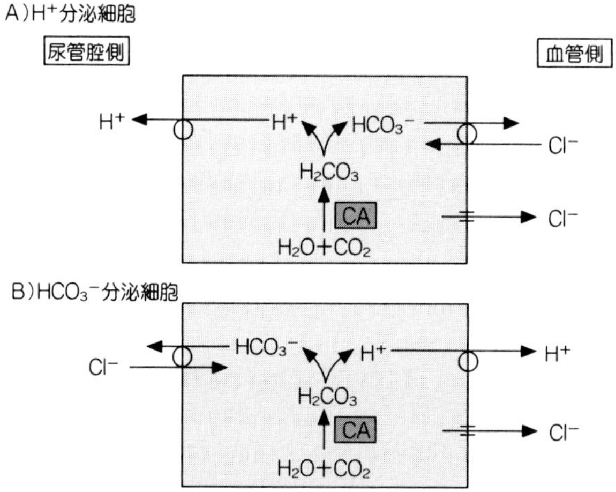
A）H$^+$分泌細胞
尿管腔側
血管側
H$^+$
H$^+$
HCO_3^-
Cl$^-$
H_2CO_3
CA
Cl$^-$
H_2O+CO_2
B）HCO_3^-分泌細胞
HCO_3^-
H$^+$
H$^+$
Cl$^-$
H_2CO_3
CA
Cl$^-$
H_2O+CO_2

図 21-2　皮質集合管での H$^+$分泌，HCO_3^-再吸収のメカニズム（モデル）
CA：carbonic anhydrase

て尿中に排泄されるが，これには以下に述べるように尿中 pH が低いことが必要なのである．

滴定酸

大部分はリン酸である．リン酸では pK＝6.8 であり，

$$pH=pK+\log\frac{HPO_4^{2-}}{H_2PO_4^-}$$

という式からわかるように血中では pH 7.4 では log 4＝0.6 であるから HPO_4^{2-}：H_2PO_4＝4：1 となっている．

1 日に尿中には約 25〜35 mmol（750〜900 mg）のリン酸が排泄される．尿 pH が 4.8 であれば HPO_4^{2-}：$H_2PO_4^-$＝1：100 となり，尿中のリン酸のほとんどが $H_2PO_4^-$である．25 mmol のリン酸が尿中に排泄されたとすると，血中では 4：1 すなわち 20 mmol：5 mmol

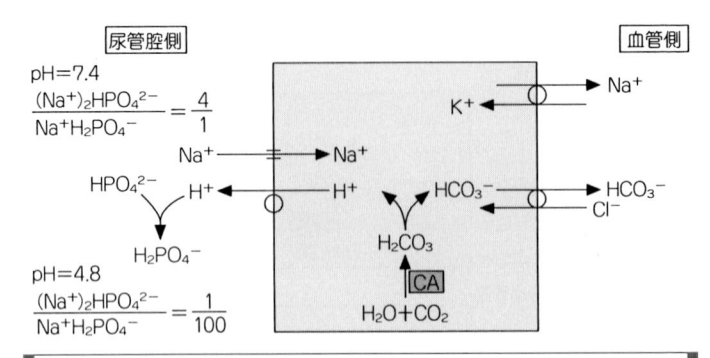

```
尿管腔側                                    血管側
pH=7.4                                          → Na⁺
(Na⁺)₂HPO₄²⁻     4            K⁺ ←
─────────── = ───
Na⁺H₂PO₄⁻        1
            Na⁺ ═══➤ Na⁺
HPO₄²⁻   H⁺ ──➤ H⁺        HCO₃⁻  ──➤ HCO₃⁻
      ↘                      ↑          Cl⁻
       H₂PO₄⁻             H₂CO₃
                           [CA]
pH=4.8                    H₂O+CO₂
(Na⁺)₂HPO₄²⁻     1
─────────── = ───
Na⁺H₂PO₄⁻       100
```

図 21-3　滴定酸の排泄
1 日に滴定酸として排泄される $H^+=20〜30$ mEq. これと等量の HCO_3^- が再生され血液に送られる. CA：carbonic anhydrase

の割合で HPO_4^{2-}：$H_2PO_4^-$ であったのが，尿中に排泄されるときには 20 mmol の HPO_4^{2-} が $H_2PO_4^-$ になっていることになる. すなわち 20 mmol（＝20 mEq）の H^+ がリン酸として尿中に排泄されたことになる（図 21-3）.

ここで重要なことは尿 pH が低くならないと十分の量の H^+ が $H_2PO_4^-$ にならないということである. たとえば，尿 pH が 6.8 であると pH $6.8=6.8+\log (HPO_4^{2-}/H_2PO_4^-)$ となるので HPO_4^{2-}：$H_2PO_4^-=1:1$ となるわけで，25 mmol のリン酸が尿中に排泄されていても HPO_4^{2-}：$H_2PO_4^-$ 比から明らかなようにおのおの 12.5 mmol として存在する. 血中では 20：5 であったので，5──➤12.5 mmol，すなわち，正味 7.5 mmol の H^+ しか排泄されないことになる.

NH_4^+ 排泄

近位尿細管細胞ではグルタミンから NH_3 を作る. この NH_3 は塩基でありガスであり，細胞膜を容易に通過する. NH_3 は尿管腔，血液

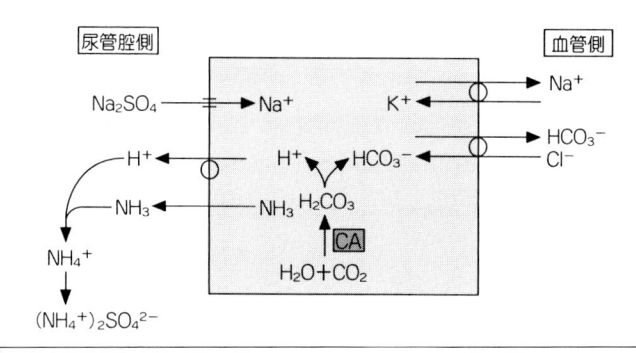

図 21-4　NH_4^+ としての酸の排泄
SO_4^{2-} ばかりでなく，リン酸以外の他の酸（Cl，ケト酸など）が NH_4^+ として排泄される．CA：carbonic anhydrase

側にともに流出するが，尿の pH が低いほど，また尿量が多いほど尿中へ出現する．尿中で $NH_3+H^+ \longrightarrow NH_4^+$ となるが，NH_4^+ は細胞膜を通過しにくく，このメカニズムで尿中 pH が低いほど，多くの H^+ が NH_4^+ として尿中に排泄されることになる（図 21-4，21-5）．

1 日のリン酸排泄量は，ほぼ一定であり，したがって滴定酸として排泄しうる H^+ の量は 20～30 mEq/日 であるのに対し，NH_4^+ として排泄される H^+ は正常では，20～30 mEq/日 で，両者を合わせて 1 日の正味の H^+ の尿中排泄量は総量として約 50 mEq（1 日の non-volatile の産生量と同じ）となる．H^+ の負荷がふえたとき，すなわち代謝性アシドーシスでは，腎でのグルタミンからの NH_3 産生が増加し，H^+ 排泄量が増加する．尿中 NH_4^+ 排泄量は 300～500 mEq/日 にも達しうる．すなわち，このメカニズムによって，大量の non-volatile acids を尿中に排泄することができる．

尿細管性アシドーシス renal tubular acidosis（RTA）

以上から，近位尿細管での H^+ 分泌が低下したときは，HCO_3^- 再吸収が不十分で，尿中 HCO_3^- 排泄が増加，血中 HCO_3^- 濃度は低下

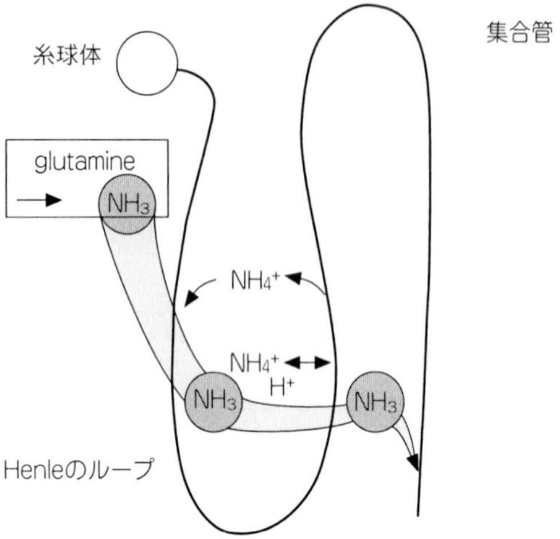

図 21-5
近位尿細管で作られたNH_3は Henle のループで濃縮されNH_4^+になり，また Henle の上行脚で再吸収され，髄質では$NH_4^+ \longleftrightarrow NH_3 + H^+$の平衡に達する．この$NH_3$はさらに pH の低い集合管中へ移行していく．

し，血液の pH は下がり代謝性アシドーシスとなる．これを近位尿細管性アシドーシス（proximal RTA）という．carbonic anhydrase 阻害薬である acetazolamide 投与では，このメカニズムで代謝性アシドーシスが起こる．

集合管でH^+分泌が不十分，あるいはH^+が分泌されても，これが細胞内に漏れる（back diffusion）などの理由で尿管腔内 pH を低くできないと，滴定酸やNH_3が存在しても，H^+を十分量，$H_2PO_4^-$として，あるいはNH_4^+として尿中に排泄できずH^+が貯留し，血中HCO_3^-が低下する．これを遠位尿細管性アシドーシス（distal RTA）という．すなわち尿 pH が 5.5 以下にできないために起こる酸排泄不全の病態である．通常の細胞内 pH は約 7.0〜7.4 であるので，正

常では集合尿細管以降で尿 pH が 5 以下になるということは,細胞膜を介して H^+ 濃度勾配が 100 倍以上あることになる.

この RTA の異常としては集合管での H^+-ATPase 異常による H^+ 分泌不全というメカニズムのほかに,H^+ 分泌は正常であるのに集合管の管腔側細胞膜が H^+ 濃度勾配に対して不透過性を維持できず,H^+ が細胞内に back diffusion してしまうために尿細管腔内の pH を低下させられない場合もある.臨床的に真菌症に使われる amphotericin の腎障害として RTA がみられることがあるが,そのメカニズムはこの薬剤による尿細管管腔膜障害により H^+ の back diffusion が起こるためである.

22 血液ガスの読み方

体液の H^+ 濃度が一定に保たれるためには，①腎近位尿細管での H^+ 分泌とそれと交換されて行われる HCO_3^- の再吸収，②遠位尿細管での H^+ 分泌と，それによる正味の H^+ の尿中への排泄と，それに伴う HCO_3^- の再生という過程による血清 HCO_3^- 濃度の維持，③肺呼吸による pCO_2 排泄の調節によって HCO_3^-/pCO_2 (H_2CO_3) の値が一定に保たれる必要があることをすでに述べた．

体液 H^+ 濃度の評価

臨床的に体液 H^+ 濃度の評価は，動脈血の pH，pCO_2 を実測し，Henderson-Hasselbalch の式（表 22-1 の①）を用いて HCO_3^- を計算によって求める．ここで，臨床的には Henderson の式（表 22-1 の②）を知っておくことは有用である．というのは，たとえば代謝性の酸塩基平衡異常が生ずると，それに対応した呼吸の生理的代償反応が生じ，pH の変化を小さくするからである．すなわち，代謝性の変化（HCO_3^- 濃度の異常な変化）に対応して，呼吸性の変化（pCO_2 の生理的な代償性の変化）が起こり，HCO_3^-，pCO_2 ともに異常値を示す．このときの HCO_3^- の異常に対応する pCO_2 の反応が生理的か異常かを判定するのに $[H^+]$ (nEq/l) を使うと便利であるからである（後述）．この Henderson の式を使うには pH と $[H^+]$ (nEq/l) の変換を行わなくてはならないが，これは表 22-1 の③から容易に推測できる．これらの式とともに，動脈血での pH，$[H^+]$，pCO_2，HCO_3^- の正常値を表 22-1 の④に示した．

表 22-1 酸塩基平衡異常分析に必要な式

① Henderson-Hasselbalch の式

$$pH = pK + \log\frac{A^-}{HA} = 6.1 + \log\frac{HCO_3^-}{H_2CO_3}$$
$$= 6.1 + \log\frac{HCO_3^-}{0.03 \times pCO_2 \text{ (mmHg)}} \quad \cdots (1)$$

② Henderson の式

$$[H^+] \text{ (nEq/}l\text{)} = 24 \times \frac{pCO_2 \text{ (mmHg)}}{HCO_3^- \text{ (mEq/}l\text{)}} \quad \cdots (2)$$

③ pH と $[H^+]$ の関係(上の(2)の式に使用する)

pH	$[H^+]$, nEq/l (10^{-9}mol/l)
7.00	100
7.10	79
7.20	63
7.30	50
7.40	40
7.50	32
7.60	25

pH 7.20～7.50 のあいだではほぼ pH unit の小数点以下 2 つと $[H^+]$ の和が 80 として $[H^+]$ を概算するとよい．たとえば pH 7.40 では 40+40=80，7.30 では 30+50=80

④ 動脈血での正常値と正常範囲

pH	7.38～7.41
$[H^+]$	39～42 nEq/l
pCO_2	39～43 mmHg
HCO_3^-	24～26 mEq/l

⑤ anion gap

$Na-(Cl+HCO_3)$, mEq/l
(正常値=12±2 mEq/l)

用語の定義

- **acidemia** 血液 pH が 7.40 以下のこと
- **alkalemia** 血液 pH が 7.40 以上のこと
- **アシドーシス** 体内に pH を下げる，すなわち，HCO_3^- を下げる（代謝性），あるいは pCO_2 を上げる（呼吸性）異常なプロセスの存在している病態．
- **アルカローシス** 体内に pH を上げる，すなわち HCO_3^- を上げる（代謝性），あるいは pCO_2 を下げる（呼吸性）異常なプロセスの存在している病態．

　Henderson-Hasselbalch 式からも明らかなように，1つの酸塩基異常しか存在しないとき(simple acid-base disorder)では，アシドーシスでは acidemia に，アルカローシスでは alkalemia になる．しかし，複数の酸塩基平衡異常の存在するときでは (mixed acid-base disorder)，アシドーシスあるいはアルカローシスがあるからといって，それぞれ acidemia あるいは alkalemia があるとは限らない．

　ここで，呼吸性アシドーシス，アルカローシスでは pCO_2 の変化が一次的な変化であり，これは肺呼吸による CO_2 の排泄によって規定される．したがって，呼吸性アルカローシスと呼吸性アシドーシスは同時には存在しえない．これに対し，代謝性のアシドーシス，すなわち一次的に HCO_3^- を下げる病態と代謝性アルカローシス，すなわち一次的に HCO_3^- を上げる病態は同時に存在することがある．

- **anion gap（AG）** $AG = Na - (Cl + HCO_3)$ で計算される．この増加は多くの場合 unmeasured anion の増加によるもので，代謝性アシドーシスの存在を意味する（これについては次回のセミナーで説明する）．正常値 12 ± 2 mEq/l．
- **補正 HCO_3^- 値** AG が増加しているときに，その増加分（ΔAG），すなわち計算された AG と AG の正常値（~ 12 mEq/l）の差と，実測された HCO_3^- の和は，この代謝性アシドーシスをきたした anion の増加分がなかったと仮定したときの仮想血清 HCO_3^- 値といえる．これを補正 HCO_3^- という（セミナー 24）．

表 22-2 単純性酸塩基平衡異常 (simple acid-base disorder) における代償性変化の予測範囲

一次性の病態	一次性の変化	初期のpHの変化	代償性変化	正味のpHの変化	予測範囲
代謝性アシドーシス	↓HCO_3^-	↓↓pH	↓pCO_2	↓pH	$\Delta pCO_2 = (1～1.3) \times \Delta HCO_3^-$
代謝性アルカローシス	↑HCO_3^-	↑↑pH	↑pCO_2	↑pH	$\Delta pCO_2 = (0.5～1.0) \times \Delta HCO_3^-$
呼吸性アシドーシス	↑pCO_2	↓↓pH	↑HCO_3^-	↓pH	急性期 ΔHCO_3 [mEq/l] ↑ = 0.1 mmHg (ΔpCO_2) 慢性期 ΔHCO_3 [mEq/l] ↑ = 0.35 mmHg (ΔpCO_2)
呼吸性アルカローシス	↓pCO_2	↑↑pH	↓HCO_3^-	↑pH	急性期 ΔHCO_3 [mEq/l] ↓ = 0.2 mmHg (ΔpCO_2) 慢性期 ΔHCO_3 [mEq/l] ↓ = 0.5 mmHg (ΔpCO_2)

注1:単純性酸塩基平衡異常とは,酸塩基平衡異常が1つだけある病態をいい,それに伴った生理的な代償性反応が起こっているものである.
注2:〔H^+〕は表 22-1 の②の式を使って概算する.
注3:Δは正常値よりの偏たりを示す.

表 22-3 単純性酸塩基異常における代償性変化の限界

一次性の病態	代償性変化	概略の限界値
代謝性アシドーシス	↓pCO_2	pCO_2 = 15 mmHg
代謝性アルカローシス	↑pCO_2	pCO_2 = 60 mmHg
呼吸性アシドーシス	↑HCO_3^-	HCO_3^- = acute = 30 mEq/l chronic = 42 mEq/l
呼吸性アルカローシス	↓HCO_3^-	HCO_3^- = acute = 18 mEq/l chronic = 12 mEq/l

代償性変化

前に述べたように一次性に代謝性あるいは呼吸性の異常によりアシドーシス，あるいはアルカローシスが起こると，これによるpHの変化を少なくするような変化が起こる．これを代償性の変化といい，生理的反応であり，したがって異常な病態を表わす「アシドーシス」あるいは「アルカローシス」とは区別する．

代謝性による「アシドーシス」，「アルカローシス」での一次性のHCO_3^-の変化に対して起こる代償性の呼吸性のpCO_2の変化は速やかに起こるが，呼吸性による「アシドーシス」，「アルカローシス」での一次性のpCO_2の変化に対して起こる代償性のHCO_3^-の変化は，腎でのH^+分泌の変化によるものであり，その効果の発現には12〜24時間を要する．このような代償性の変化を示したのが表21-2である．表22-3には代償性変化の限界を示した．

動脈血ガス値の読み方の実際

Step 1　pHからまずacidemiaがあるのか，alkalemiaがあるのかを判定する．

Step 2　acidemiaあるいはalkalemiaはHCO_3の変化（代謝性）によるものか，pCO_2の変化（呼吸性）によるものかを判定する．

Step 3　anion gapを計算する．これが上昇していれば代謝性アシドーシスが存在する．anion gapが上昇していれば，さらに補正HCO_3^-を計算する．この値が26 mEq/l以上であれば，実測のHCO_3^-は低くても代謝性アルカローシスもあることを意味している．

Step 4　代償性変化が一次性の酸塩基平衡異常に対し予測された範囲にあるかどうかを判定する．この代償性変化が予測範囲をはずれている場合は，他の酸塩基平衡の異常な病態も存在していることを意味する．

Step 5　Step 1〜3 よりどのような病態が，なぜ生じているのかを，病歴・現症から判定し，次の検索をすすめ，適正な治療方針を設定する．

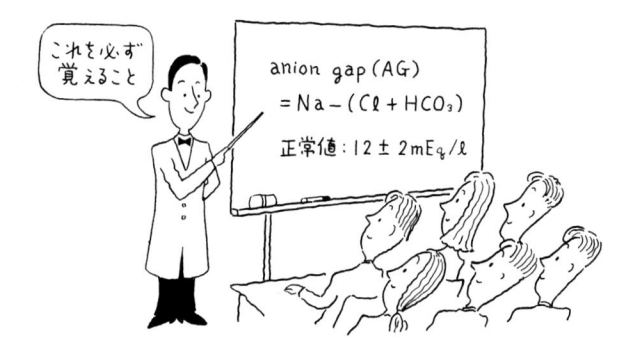

23 分析のすすめ方：症例 1

　これから実際の症例にあてはめて，いかに酸塩基平衡異常へアプローチするかについて話をすすめてみよう．しばらくは臨床的にも頻度の多い，なるべく簡単な代謝性アシドーシスを示す症例を呈示していく．

　この基本はいうまでもなく，動脈血ガス分析の結果の解析と，同時に測定された電解質，とくに Na, K, Cl 濃度との分析である．

症例 1

```
動脈血：pH    7.22
        $pCO_2$   20 mmHg
        $HCO_3^-$   8 mEq/$l$
静脈血：Na   138 mEq/$l$
        K    2.2 mEq/$l$
        Cl   118 mEq/$l$
```

　この症例の現病歴，現症はここには記されていない．このようなことは臨床の現場ではありえないが，とりあえず，まず与えられた数値を正しく解釈するために，あえて除いたものである．なぜなら，現病歴，現症などから，ある程度存在しうる酸塩基平衡異常を予想してしまうと，データの解釈にバイアスを与えてしまうからである．すなわち，データの正確な分析とその正しい解釈が大切という点を強調するためである．

データの分析と正しい解釈

Step 1 すでに述べたように,まず"pH 7.22"であることから acidemia があるといえる.

Step 2 acidemia は,Henderson-Hasselbalch の式から,HCO_3 が低下するか,pCO_2 が上昇するかによって起こる.この症例では pCO_2 は低下しており,これ自身が acidemia をきたした理由にならない.この acidemia は明らかに HCO_3 が低下したためであるといえる.HCO_3 が一次的に低下しているのであるから「代謝性アシドーシス」という病態が存在し,そのため acidemia になっているといえる.

Step 3 ここで自動的に anion gap を計算する.これを習慣づけるべきである.これは式通り,

$$\text{anion gap (AG)} = Na - (Cl + HCO_3)$$

であるから,

$$AG = 138 - (118 + 8) = 138 - 126 = 12 \text{ mEq}/l$$

となる.AG の正常範囲は $10 \sim 14$ mEq/l であるので,この値は正常値であることがわかる.ということは,HCO_3 の低下に見合っただけ Cl 濃度が上昇していることにはなる.

ここで再び確認しておくことは,「AG が増加している」とは,とりもなおさず non-volatile acid (anion) が蓄積していることを示している.すなわち「代謝性アシドーシス」が存在することになる.

代謝性アシドーシスには表 23-1 に示すように AG が増加するものと,増加しないものがある.したがって,この症例では AG が増加しないような代謝性アシドーシスが存在するといえる.すなわち「高 Cl 血性代謝性アシドーシス (hyperchloremic metabolic acidosis)」がある.

Step 4 pCO_2 は 20 mmHg であり,正常の 40 mmHg より 20 mmHg も低下している.代謝性アシドーシスでは HCO_3 が低下して pH が低下するが,生体はこの pH の低下をできるだけ少なくするように生理的な反応として「代償性」に pCO_2 を下げる機構が作用す

表23-1 代謝性アシドーシスの原因

1. anion gap 正常

A. 重炭酸イオンの喪失＊
　　下　痢
　　尿管S状結腸吻合
　　acetazolamide（炭酸脱水酵素阻害薬）
　　（近位尿細管性アシドーシス）
B. 腎尿細管での水素イオン分泌障害
　　近位尿細管性アシドーシス＊
　　遠位尿細管性アシドーシス＊
　　尿細管・腎間質の疾患
　　低アルドステロン症
C. 塩酸（HCl）投与
　　HCl, NH₄Cl, arginine-HCl, lysine-HCl
　　　　　　＊：しばしば低K血症を伴う．

2. anion gap 増加

A. 不揮発性酸の産生過剰と蓄積
　a. 内因性物質の代謝によるもの
　　乳酸性アシドーシス
　　ケトアシドーシス
　　　糖尿病性
　　　アルコール性
　　　飢　餓
　　尿毒症
　b. 外因性物質によるもの
　　メチルアルコール
　　エチレングリコール
　　サリチル酸
　　パラアルデヒド

る．すなわち，pH の低下に反応して呼吸中枢が刺激され，過呼吸を起こし pCO_2 が低下する．ここで，本症例の pCO_2 20 mmHg が HCO_3 8 mEq/l という低下に見合う代償性のもの，すなわち生理的過呼吸によるものだけによるものか，あるいは，そのほかにも pCO_2 を低下させるような病態（すなわち生理的でなく異常である）が独自に存在するのかを判定する必要がある．

ここで，表 22-2（133 頁参照）に示したように経験的に各種の酸塩基平衡での生理的代償を予測する式が得られている．代謝性アシドーシスではそれに反応した生理的過呼吸による pCO_2 の低下は，

$$\Delta pCO_2 \text{ (mmHg)} = (1〜1.3) \times \Delta HCO_3 \text{ (mEq/}l\text{)}$$

で示される．この症例では ΔHCO_3 は（正常値 24 mEq/l ―この症例の値 8 mEq/l）となり 16 mEq/l である．したがって，

$$\Delta pCO_2 = (1〜1.3) \times 16$$
$$= 16〜21 \text{ mmHg}$$

となる．これが正常 pCO_2 40 mmHg から pCO_2 が低下する代償性の変化と予測されるものである．したがって呼吸機能のシステムが正常であれば $pCO_2 = 40 - (16〜21) = 19〜24$ mmHg に落ち着いているはずになる．本症例の pCO_2 は 20 mmHg であり，この予測範囲内にあるので，一応「この症例の $pCO_2 = 20$ mmHg はこの HCO_3 の低下に見合う生理的な反応と考えられる値である」といえる．

Step 5 以上から，本症例は，代謝性アシドーシスのみがある単純性代謝性アシドーシス（simple metabolic acidosis）といえる．

AG 正常である代謝性アシドーシスの原因を考える

そこで，AG 正常である代謝性アシドーシスを原因別に考えて，いくつかの可能性を考えることができる．ここでこの症例での K＝2.2 mEq/l は，さらに診断をしぼるのによい手がかりとなる．

すなわち，AG 正常の代謝性アシドーシスでは，HCl，NH_4Cl，arginine-HCl などの負荷によるものでは血清 K 値は低くなく，むしろ高めであるのが通常であり，また，低アルドステロン症による代

謝性アシドーシスも高K血症の傾向を示す．したがって，これらのような病態は考えにくい，というところまでこのデータだけからでも解釈をすすめることができる．

他の所見の検討と診断

以上のことを考えたうえで，本症例の現病歴，現症，他の所見を検討する．すると，本例は「25歳の医学部学生で，1週間，東南アジア方面を旅行して帰ってきたばかりであり，脱力感，立ちくらみ等の訴えとともに，3日間，下痢をしている」という訴えで来院したという．このことから本例では，下痢により，K，HCO_3の多い腸管液を大量に喪失したために，上記のような酸塩基平衡異常，電解質異常が発見したことが理解されよう．

なお，他の血清生化学検査で，BUN 41 mg/dl，クレアチニン 1.2 mg/dl であり，また理学所見での皮膚粘膜の乾燥，起立性低血圧（血圧 100/70 mmHg──→起立時 70/0 mmHg），頻脈の存在などからも，脱水があり，そのための脱力感，立ちくらみ，腎の hypoperfusion による BUN/クレアチニン比の上昇などを説明することができる．脱力感は低K血症にもよると考えられる．

以上から，本症例では生理食塩水を中心として，K，HCO_3を含む輸液によって病態の改善，原疾患の回復が期待される．抗生物質，止痢剤は下痢の原因菌およびその薬剤選択を考えたうえで投与するかどうか，その種類を考慮する．

本症例とまったく同じ動脈血ガス値，血清電解質は，表 23-1 にある「AG 正常で，低K血症を伴う」その他の代謝性アシドーシスでもみられるが，これらは病歴，現症，その他の適切な検査により，容易に鑑別できる．要は，いかに与えられたデータを正確に分析し，考察を加えていくかにかかっている．そのうえで，病歴，現症を手がかりとして，最少の検査で正確な病態の把握と診断を行うことが臨床医として大切なことである．

静脈血サンプルでの「総 CO_2」

わが国では一般に HCO_3^- の測定は血液ガスによってしか測定していない．ところが欧米では静脈血での CO_2 を Na, K, Cl とともに測定していることが多い．これは大変に便利である．すぐに anion gap を計算できるからである．

この静脈血の CO_2 は化学的に測定するので「$HCO_3^-+H_2CO_3$」を測定している．表 22-1 の式①（131 頁参照）で明らかなように，血中の H_2CO_3 は $0.03\times pCO_2$（mmHg）であるので，正常でも 1.2 mmol/l であり，HCO_3^- の約 1/20 である．したがって動脈血採血でガス分析で計算した HCO_3^- と化学的に測定した「$HCO_3^-+H_2CO_3$」はたかだか 1〜2 mmol/l しか違わないので，実用には差し支えない．動脈血採血のわずらわしさやルーチンに測定する Na, K, Cl と同時に「総 CO_2」として「$HCO_3^-+H_2CO_3$」の測定結果が得られることの便利さを考えると，なぜわが国の病院の多くでこの「総 CO_2」を「電解質一般」として Na, K, Cl とセットで測定しないのか理解しがたい．

24 分析のすすめ方：症例2

症例2

動脈血：pH 7.32
pCO$_2$ 28 mmHg
HCO$_3^-$ 14 mEq/l
静脈血：Na 133 mEq/l
K 5.8 mEq/l
Cl 97 mEq/l

前回のセミナーで述べたような理由で，この症例の現病歴の現病その他の情報はまずない状態で，上のデータを分析してみよう．分析のすすめ方は症例1で少しなれたと思うがどうだろうか．

データの分析と正しい解釈

Step 1　pH 7.32 であることから acidemia がある．

Step 2　acidemia の理由は Henderson-Hasselbalch の式から pCO$_2$ が上がるか，HCO$_3^-$ が下がるかによる．この症例では pCO$_2$ は低下しているので，acidemia の原因となりえない．ここでは HCO$_3^-$ の低下が原因と考えられ，したがって代謝性アシドーシス，すなわち，HCO$_3^-$ を低下させるような病態が存在することが考えられる．

Step 3　anion gap（AG）を計算すると，

AG＝Na－(Cl＋HCO$_3^-$)
　　＝133－(97＋14)
　　＝22 mEq/l

と AG が増加している．この Step 3 からだけでも代謝性アシドーシ

スが存在していることがわかる．Step 2 と 3 の両方のデータから AG が増加するような代謝性アシドーシスが存在するといえる．

ここで AG が上昇している場合には，もう1つの step が加わる．それは，AG が増加したということは，おおよそこの anion 酸の増加分だけ HCO_3 が低下して pH が低下すると考えられるからである．ということは AG の増加分（ΔAG）と実測 HCO_3 の和は，この症例で，もし anion gap が増加しなかったと仮定したときの HCO_3 濃度になるはずある．

ここで正常の AG＝12 mEq/l とすると，本症例の AG＝22 mEq/l であるので，AG の増加分の ΔAG は，

$\Delta AG = 22 - 12 = 10$ mEq/l

となり，これに本症例の HCO_3＝14 を加えた値，すなわち 10＋14＝24 mEq/l となり，これが，この患者で anion 酸が増加しなかったときの HCO_3 濃度と考えられる．これを著者は補正 HCO_3 濃度（corrected HCO_3 あるいは $cHCO_3$）とも呼んでいる．

この $cHCO_3$ が 24 mEq/l とほぼ正常であるので，本症例では，AG の増加する代謝性アシドーシスのみが存在するといえる．

Step 4　pCO_2 は 28 mmHg と正常の 40 mmHg より低下している．これは，代謝性アシドーシスによる HCO_3 の低下に対して，pH の低下を緩和するように作用している呼吸性の生理的代償反応によるものか，あるいは他にも異常な病態があるのかを判定する必要がある．そこで，代謝性アシドーシスにおける呼吸性代償の予測値は，

$\Delta pCO_2 = (1 \sim 1.3) \times \Delta HCO_3^-$
$\qquad = (1 \sim 1.3) \times (24 - 14)$
$\qquad = 1 \sim 1.3 \times 10$
$\qquad = 10 \sim 13$ mmHg

となる．このことから，呼吸性代償性の pCO_2 の低下によって pCO_2 は 40－(10～13)＝27～30 mmHg になると考えられる．本症例の pCO_2 は 28 mmHg であり，この予測される範囲内にあることから，この pCO_2＝28 mmHg は HCO_3 が 14 mEq/l に低下したことに対す

る生理的反応と考えてよいことが理解される．

Step 5　それではなぜ，このような病態が起こったかを考える．表 23-1 からいくつかの可能性が考えられる．これらを念頭において，現病歴，現症，他のどのような検査所見が必要かを考えればよい．

さて，この症例は，30 歳の女性で，ほかに BUN，クレアチニンがそれぞれ 130，11.4 mg/dl である．腎不全による AG が増加する代謝性アシドーシスがもっとも考えやすい．しかも，6 ヵ月前の血清尿素窒素，クレアチニンは正常であったこと，その他，問診などから急性腎不全であることが示される症例である．

もちろん，その他にも表 23-1 に示したような毒物摂取などを問診から否定することが必要であり，また血糖，血清および尿中ケトン体反応の有無，血清乳酸値も，症状から可能性のあるときには必要に応じ速やかに検索しておく．

anion gap の解説

ここで anion gap（AG）について，簡単に解説しておこう．

細胞外液の陽イオンと陰イオンは等価存在しており，その内容は図 24-1 に示すようになる．ここで，陽イオンは，その大部分が Na であり，K 濃度はせいぜい 2 mEq/l（3.5〜5.5 mEq/l）しか変動しないし，また，Ca，Mg イオン濃度はともに 2〜3 mEq/l 程度であり，もし変化してもせいぜい 2〜3 mEq/l である．

一方，陰イオンは Cl と HCO_3 が主で，その他のものは，通常ルーチンに測定される陰イオンではない（unmeasured anion）．そこで AG＝Na－(Cl＋HCO_3) と定義すると，これは 10〜14 mEq/l をほぼ正常範囲として存在している．

ここで，ある原因で急速に乳酸アシドーシスが発生したと仮定する．この乳酸は HCO_3 を消費し，ほぼその分だけ乳酸が陰イオンとして蓄積する．ケト酸が大量に産生されたときもほぼ同様の変化が起こる．また，リン酸が貯蓄する場合（尿毒症）でも同様である．

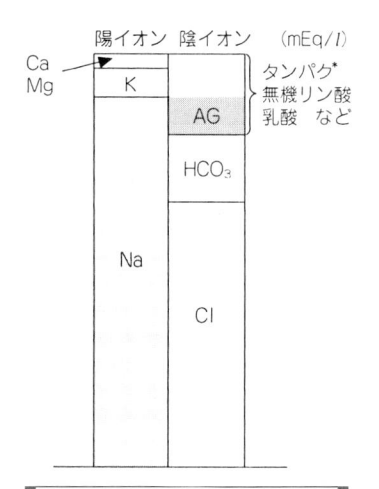

図 24-1 血清のイオン構成
(単位はすべて mEq/l)
*主にアルブミンによる．

　これらの病態では HCO$_3$ 濃度が下がるだけでなく，AG が増加するという特徴がある．以上のことから AG がふえているときには代謝性アシドーシスが存在しているといってよい．

　前にも述べたように AG が増加しないで HCO$_3$ が低下しているような病態では必ず Cl 濃度が上昇しており，「高 Cl 血性代謝性アシドーシス (hyperchloremic metabolic acidosis)」となっている．

　逆に，AG が減少することもある．すなわち unmeasured anion の減少する場合か，unmeasured cation の増加する場合（179 頁参照）である．低アルブミン血症は前者の代表で，頻度も高いので注意しよう．AG が正常より減少しないまでも，AG が増加する病態を隠してしまうことがあるからである．アルブミン 1 mg/dl の低下に対して，AG は約 2.5〜3.0 mEq/l 低下することは覚えておこう．

(Na−Cl) の意味

わが国では血清電解質として Na, K, Cl を測定するときに,「総 CO_2」としての「$HCO_3^-+H_2CO_3$」を測定するのは一般的でない.つまりルーチンには AG を計算できない.そこで Na と Cl はルーチンに測定されているので,これについてちょっと考えてみよう.

図 24-1 と AG の式から明らかなように $Na=Cl+HCO_3+AG$ となるのだから,$Na-Cl=HCO_3+AG$ である.そして AG の主なものがアルブミンを主体としたタンパクであるので,低アルブミン血症(これもルーチンに測定される)がなければ AG が低下することはまれであろう.$Na-Cl=140-100=40$ 程度が正常としてみれば低アルブミン血症さえなければ,「Na−Cl」が増加していれば HCO_3 が増加しているのであり,すなわち代謝性アルカローシスの可能性が疑われる.「Na−Cl」が低ければ HCO_3 が低下している.すなわち高 Cl 血性代謝性アシドーシスが予測される.ただし,「Na−Cl」が正常であったり増加していても,AG が上昇している,すなわち,代謝性アシドーシスもあるかもしれない.このようなことを考えながら Na, K, Cl をながめていくことも重要である.

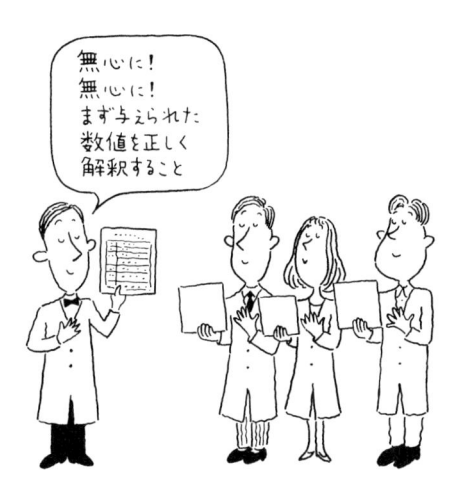

24. 分析のすすめ方：症例2 **147**

25 分析のすすめ方：症例3

症例3

動脈血：pH　6.88
　　　　pCO$_2$　40 mmHg
　　　　HCO$_3^-$　7 mEq/l
静脈血：Na　135 mEq/l
　　　　K　1.5 mEq/l
　　　　Cl　118 mEq/l

症例1，2に述べたような理由から，この症例3の背景については何も与えられていない状態で，まず上のデータを分析してみることにしよう．

データの分析と正しい解釈

Step 1　高度の acidemia がある．一般に pH が 7.0 以下，とくに 6.9 以下では生存の極限であり，早急な対策が必要である．それにはデータの正確な分析が鍵である．

Step 2　この acidemia の理由は Henderson-Hasselbalch の式から，HCO$_3$ の低下によるものである．したがって代謝性アシドーシスすなわち，HCO$_3$ を低下させるような病態が存在すると考えられる．

Step 3　anion gap (AG) を型のごとく計算すると，

$$AG = Na - (Cl + HCO_3^-)$$
$$= 135 - (118 + 7)$$
$$= 10 \text{ mEq}/l$$

と AG は正常範囲であることがわかる．Step 2 と 3 から，AG の増加しないような代謝性アシドーシスが存在するといえる．

Step 4 代謝性アシドーシスで HCO_3 が低下し，pH が低下するが，呼吸性の代償として pCO_2 が低下して，pH の低下をある程度防ぐという生理的な反応が起こる．

この症例では $pCO_2=40$ mmHg であり，正常値である．pCO_2 は，
$$\Delta pCO_2 = (1\sim1.3) \times (24-7)$$
$$= (1\sim1.3) \times 17$$
$$= 17\sim22 \text{ mmHg}$$

すなわち，正常の 40 mmHg から 17〜22 mmHg 低下していることが生理的反応として期待されるので，$pCO_2=40$ mmHg は異常に高い．すなわち pCO_2 を上昇させるような病態である「呼吸性アシドーシス」が存在することが明らかである．

以上のことから，この症例では代謝性アシドーシスと呼吸性アシドーシスがともに存在する mixed acid-base disorder（混合性酸塩基平衡異常）であり，そのために重篤な acidemia となったことがわかる．

本例の代謝性アシドーシスの原因を考える

ここでまずこの症例の代謝性アシドーシスの原因について表 23-1（138 頁参照）を参考にして考えてみよう．AG が正常であることと，K=1.5 mEq/l と低いことが 1 つの鍵となる．

本例の他の所見の検討

ここで，この症例についての情報を検討してみよう．

症例は 35 歳の女性で，昏睡状態で救急室に担ぎ込まれた症例である．一人住まいであり，たまたま患者の妹が訪ねて倒れているのを発見して救急車を呼んだという経過である．この妹によると，患者はここ 2 ヵ月，四肢の脱力がだんだんひどくなっていることを訴えていたという．とくに常用している薬はないという．

現在では，一応 vital sign は血圧 110/70 mmHg, 脈拍数 70/分，整であり，一見，大きな異常はない．しかし四肢は弛緩している．

　低 K 血症を伴う AG 正常の代謝性アシドーシスの原因として，病歴から長期の下痢があったとは考えにくいし，また腹部に尿管 S 状結腸吻合の手術創のないことから尿細管性アシドーシス（RTA）がもっとも疑わしい．

　常用薬のないことから acetazolamide（ダイアモックス）による proximal RTA は否定できよう．

　ここで血清電解質とともに提出した血清サンプルの生化学データで BUN 16 mg/dl, クレアチニン 0.8 mg/dl と明らかな腎不全はないことがわかった．

尿の pH の測定

　ここで，救急室で何をしたらもっとも速やかにしかも適切な診断が下せるであろうか？　答えは尿の pH の測定である．実際この症例の尿 pH＝6.2 であった．このような acidemia があり，HCO_3 が低下しているときには尿 pH は 5 以下に低下しているはずである．このような状況にもかかわらず尿 pH が 6.2 ということは尿酸性化の欠損，すなわち distal RTA があることを示している．

腎からの H^+ を推定する方法

　さて，このような腎臓からの H^+ の排泄の低下を推定する方法は何かないだろうか？

　通常尿中のイオンは全体で電気的に中性であり，

　　$Na + K + NH_4 +$ その他の陽イオン $= Cl +$ その他の陰イオン

の関係が成り立つ．

　ここで，その他の陽イオンとは，Ca, Mg などであり，その他の陰イオンとは，HCO_3, P, S, と有機陰イオンのことである．

　血液と同じように，尿中アニオンギャップ（uAG）$= Na + K - Cl$ を定義してみよう．

$$uAG = Na + K - Cl = (その他の陰イオン - その他の陽イオン) - NH_4 = 80 - NH_4$$

となり，正常値はほぼ0である．

　高クロール性（アニオンギャップ正常）の代謝性アシドーシスがあったときに，下痢などの消化管からの HCO_3 喪失では，アシドーシスに反応して尿中への NH_4 分泌が亢進するので，uAG は負（−30程度）となる．一方遠位尿細管性アシドーシスなどの，尿中への NH_4 の分泌が低下している病態では増加する（+25 程度）．

distal RTA

　distal RTA では，遠位尿細管で尿 pH を低下させる能力が不十分で，このため non-volatile acid を滴定酸，NH_4^+ として尿に排泄できず，毎日，non-volatile acid が蓄積している病態であり，高 Cl 血性代謝性アシドーシスをきたす代表的な病態である．

proximal RTA

　distal RTA に対し proximal RTA では，近位尿細管での HCO_3 の再吸収能の低下のために血清 HCO_3 が低下するものであるが，ほとんどの症例で血清 HCO_3 が 15 mEq/l 程度になると，すべての HCO_3 を近位尿細管で再吸収することができる．したがって，血清 HCO_3 が 15 mEq/l 程度になると，遠位尿細管での尿の acidification は正常であるので non-volatile acid の排泄は正常であり，正味の H^+ 蓄積はないことになる．すなわち毎日の正味の non-volatile acids の尿中排泄量（net acid excretion）は正常となる．このような理由で proximal RTA のみでは血清 HCO_3 が 15〜17 mEq/l 以下になることはまれであり，本症例のように，7 mEq/l にまで低下することはないと考えてよい．$HCO_3 = 7$ mEq/l という値だけからも，尿 pH を測定しなくても proximal RTA だけでは本症例のような病態がもたらされるとはいえないことは明らかである（しかし distal RTA とともに proximal RTA の存在している可能性は否定できない）．

本例の呼吸性アシドーシスの原因を考える

次に，この症例でなぜ呼吸性アシドーシスが起こっているかについて考えてみる必要がある．この場合，呼吸中枢の異常，肺実質性病変による肺換気の低下なども考えられる．聴・打診所見，胸部X線像なども参考になるが，呼吸器系に呼吸性アシドーシスをよく説明できるような異常が明らかに存在しない限りは，本症例では極度の低K血症による呼吸筋の麻痺がもっとも考えやすいし，また考えるべきである．このことは，進行性の四肢の脱力（低K血症では四肢，とくに四肢近位筋の筋力低下がよくみられる初期症候である）があり，これが高度の低K血症で，呼吸筋にまで及んだと考えるべきであろう．そのためHCO_3の低下に対応したpCO_2の低下が十分に行われなくなり，acidemia が急速に進行し，高度の acidemia のための昏睡になったと推定できる．呼吸筋機能が低下するほどまでに低K血症が進行するまでは，代償性のpCO_2の低下が適切であり，したがって acidemia もそれほど高度ではなく，意識も保たれていたのであろうと推測できる．

初期治療方針を考える

以上の情報からこのような病態の解釈が得られるが，それではこの症例ではどう治療をすすめていくべきであろうか？

ここでは，まず pH を少しでも上げてせめて pH 7.10 ぐらいにはしたいところである．そのために$NaHCO_3$を投与することが考えられる．このこと自体は誤りではないが，この症例ではきわめて危険である．なぜなら，pH=6.88 で K=1.5 mEq/l ということは，HCO_3を上げて pH=7.10 にすると K はさらに低下して（pH が下がると K が上昇する!?），呼吸筋麻痺がさらに進行することが予測されるからである．すなわち，KCl と$NaHCO_3$を同時に投与するか，あるいはまず KCl を投与することが正しいといえる（本来ならば$KHCO_3$がよいが，それを調整している時間的余裕はないと考えられる）．

ここでもしこのデータを正確に読みとらないで,「とりあえず」ということでブドウ糖点滴を開始すると,これにより低 K 血症がさらに悪化し,呼吸停止さえ起こる可能性も考えられきわめて危険である.実際には,このような $K+HCO_3$ の輸液による緊急処置で,患者の状態が安定し,低 K 血症の改善により pCO_2 が低下,HCO_3 の上昇とともに acidemia が改善され,速やかに意識は回復した.

　次に,なぜ distal RTA になったかの原因について,検査のプラン,長期の治療方針の確立が次のステップになる.distal RTA の原因にはいろいろあるが,頻度の高い原因と,本症例の年齢,性を考えれば Sjögren 症候群がもっとも確率が高い.事実,症例は Sjögren 症候群の症例であったが,この緊急入院のさいには昏睡,四肢麻痺ということで,救急室にまず神経内科レジデントが呼ばれた症例である.

pH が下がると血清 K は上昇するか

　一般に pH が低下すると血清 K は上昇するといわれる.本当にそうか?

　ここで HCl を負荷して pH を低下させた場合を考えてみる(図 25-1A).H^+ は細胞内にも移行するが Cl は細胞外イオンであり細胞内には移行しにくい.そこで細胞内では陽イオン,陰イオンの neutrality(中和性)を維持するため,細胞内の主な陽イオンである K^+ を細胞外に放出する.

　これが「pH が低下すると血清 K が上昇する」といわれる理由である.

　ところが図 25-1B をみてみよう.HCl ではなく乳酸,酢酸などが負荷された場合を考えてみる.H^+ のみならず乳酸,酢酸イオンも細胞内に移行する.ここでは細胞内のイオンの neutrality(中和性)は維持されるので K^+ は細胞外に出てこない.つまり pH は低下しても血清 K は上昇しない.

　実験ではこれが正しいことが示されている.しかも臨床的にも同様にこれは正しいことが明らかにされている.たとえば表 25-1 に

A. HClを負荷

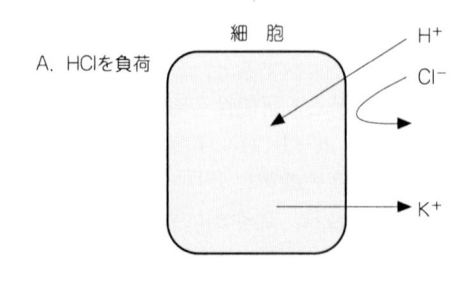

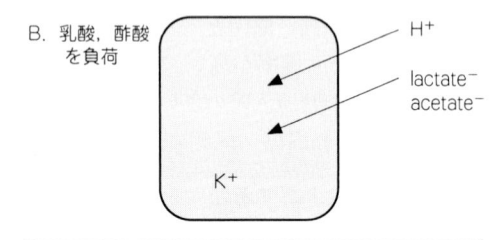

細 胞
H⁺ → (into cell)
Cl⁻ → (out)
K⁺ → (out)

B. 乳酸, 酢酸を負荷

H⁺ → (into cell)
lactate⁻, acetate⁻ → (into cell)
K⁺

図 25-1　pH が低下すると血清カリウムは上昇するか

表 25-1　てんかん大発作時 grand mal seizure

	0 分	5 分	回復期（20 分後）
pH	7.40	7.15	7.40
HCO_3^-	24	10	24
pCO_2	40	30	40
anion gap	14	28	14
lactate	1	15	1
K	4.1	4.0	4.1

0 分〜5 分: grand mal seizure

示すようにてんかんの大発作（grand mal seizure）では筋肉の痙攣により急激に乳酸が血中に放出される．この時 HCO_3^- が消費され，その消費分は乳酸が蓄積し anion gap が HCO_3 の低下した分だけ上昇する．痙攣が止まると乳酸の産生は止まり，蓄積した乳酸は速やかに代謝され HCO_3 が再び増加し anion gap が減少しもとにもどる．このようなことが起こっている間，血清 K 濃度はまったく変化しない．

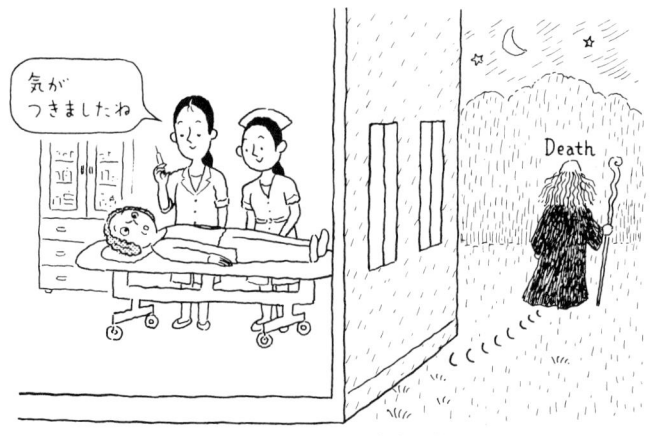

的確な診断と処置によって患者は救われる

26 分析のすすめ方：症例 4

症例 4

動脈血：pH　7.42
　　　　pCO_2　24 mmHg
　　　　HCO_3^-　15 mEq/l
静脈血：Na　152 mEq/l
　　　　K　3.6 mEq/l
　　　　Cl　104 mEq/l

データの分析と正しい解釈

さてこの情報はどう解釈できるだろうか．

Step 1　pH=7.42 は正常といえる．

Step 2　しかし，HCO_3，pCO_2 ともに異常である．pH=7.42 が 7.40 に比べればやや高いことに意味をつければ，呼吸性アルカローシスがあると考えてもよい．そして pCO_2 低値に反応した生理的な代償性の変化で HCO_3 が低下していると考えてもよい．

ここで表 22-3（133 頁）に示された代償性変化の限界値について考えてみる．もし呼吸性アルカローシスに反応して HCO_3 が代償性に低下するときには，HCO_3 は 15 mEq/l までは低下するが，それ以下になることはまずない．これは経験的に観察されていることである．もし本症例で HCO_3 が 15 mEq/l 以下であれば，これは呼吸性アルカローシスに対する代償性変化があったとしても，そのほかにも HCO_3 を下げるような病態，すなわち代謝性アシドーシスが存在することを示している．

さらに，もう 1 点つけ加えれば，呼吸性アルカローシスに反応して HCO_3 が低下するにはある程度の時間が必要であり，したがって，$HCO_3=15$ mEq/l が低 pCO_2 値に対する代償性反応だけで起こる場合は，慢性の呼吸性アルカローシスに限ってみられると考えねばならない．つまり急性呼吸性アルカローシスでは，HCO_3 は 15 mEq/l までは低下しない．したがって Step 1 と 2 では「慢性呼吸性アルカローシス」か「慢性あるいは急性呼吸性アルカローシスおよび代謝性アシドーシス」があることが推測される．

Step 3 自動的に anion gap（AG）を計算する．本症例の場合 AG=152−(104+15)=33 mEq/l と高値を示している．すなわち AG がふえるような代謝性アシドーシスが存在することが明らかである．

ここで AG がふえているので症例 2（142 頁）で解説したように補正 HCO_3（$cHCO_3$）を求める．AG=33 mEq/l であり，AG の正常値を 12 mEq/l とすると ΔAG=33−12=21 mEq/l となる．したがって，$cHCO_3$=21+15=36 mEq/l となり，もしこの AG を増加させるような anion（酸）が蓄積しなかったと仮定した場合，この患者の血清 HCO_3 は 36 mEq/l であったと想像できる．すなわち，HCO_3 を異常高値にするような病態である「代謝性アルカローシス」が存在する．

Step 4 代謝性アシドーシスがあることは確実なので，HCO_3 の低下に見合う生理的な呼吸性代償による pCO_2 の低下を予測することができる．これによれば公式どおり，

$$\Delta pCO_2 = (1〜1.3) \times (24-15)$$
$$= (1〜1.3) \times 9$$
$$= 9〜12 \text{ mmHg}$$

となり，期待される pCO_2 は 40−(9〜12)=28〜31 mmHg である．この症例での実測 pCO_2 は 24 mmHg であり，これは予測される pCO_2 より低いことから pCO_2 を下げる病態，すなわち「呼吸性アルカローシス」が存在するといえる．このことは，代謝性アシドー

スがあるにもかかわらず pH＝7.42 と acidemia のないことからも当然である．代謝性アシドーシスで HCO_3 の低下による代償性の pCO_2 の低下は，pH が 7.40 より低下するのをできるだけ小さくするためのものであり，7.40 を超えて代償されることはない．代謝性アシドーシスのほかに pCO_2 が pH を上昇させている病態，呼吸性アルカローシスが存在していることは明らかである．

Step 5　すなわち，この症例は「AG がふえるような代謝性アシドーシス」＋「呼吸性アルカローシス」＋「代謝性アルカローシス」の 3 つの異常をもった mixed acid-base disorder であることがわかる．ここで，これはどのような症例かを，いくつかの可能性を考えながら調べてみる．表 23-1（138 頁）にある代謝性アシドーシスのうちで，AG がふえるものを順に頭に浮かべてみよう．

他の所見の検討と診断

この症例は 19 歳の学生でアパートの自室で倒れているのを友人が発見して，救急外来に運び込まれた意識不明の男性である．友人によると生来健康で 12 時間前にもとくにかわったことはなかったという．来院時臥位で血圧 90/60 mmHg，脈拍 110/分と循環状態はやや不安定である．尿はケトン（3+），糖（−）．AG が増加する代謝性アシドーシスの原因として，糖尿病性ケトアシドーシス，アルコール性ケトアシドーシスなどが頭に浮かぶ．尿ケトン（3+）であるが，尿糖（−），糖尿病歴のないことなどから糖尿病性ケトアシドーシスは考えにくい．血中ケトン（1+）なので，AG の増加が主としてケトン体によるとは考えにくい（そうとは必ずしもいえないこともあるが，これについては「症例 5 のアルコール性ケトアシドーシスでは血中ケトン陰性で AG がふえる理由」176 頁を参照のこと）．

乳酸アシドーシスは一応考えられるので緊急で血清乳酸値をオーダーする．

尿毒症性アシドーシスは，生来健康な人が突然 GFR が 0 になり

無尿となったとしても，12〜24時間後にAGがこれほどふえるアシドーシスになるとは考えられないので否定的である．しかし，一応BUN，血清クレアチニンを緊急測定する．

この症例は発症の経過，および発見された状況から急性の中毒がもっとも考えやすい．

「代謝性アシドーシスと呼吸性アルカローシス」の併存の説明

「代謝性アシドーシスと呼吸性アルカローシス」の存在を一元的に説明しようとするとまず2つの病態しか考えられない．まずアセチルサリチル酸（アスピリン）中毒，そしてグラム陰性桿菌による敗血症性ショックの2つを考えるべきである．

アセチルサリチル酸は体内で速やかにサリチル酸に代謝され，ミトコンドリアでの酸化的リン酸化を阻害するなどして，乳酸またはケト酸などの産生を増加させ，AG増加の代謝性アシドーシスを引き起こす．サリチル酸の血中濃度上昇によってもAGが増加するが，これは中毒濃度でも2〜5 mEq/l 程度である．したがってアスピリン中毒ではサリチル酸およびそれ以外の乳酸，ケト酸などの蓄積によってAGがふえる．またサリチル酸は直接，呼吸中枢に作用して過呼吸を起こす．

現病歴からグラム陰性桿菌による敗血症状ショックは考えにくいし，本症例の血液，尿の検査成績は「アスピリン中毒」にもっともよく一致する．ここで患者の部屋に「アスピリン」の容器が発見されれば診断はより確実性を増し，胃洗浄をすぐ開始すべきである．このような状況では，すぐに血中サリチル酸濃度を測定するべきである．本症例では血中サリチル酸濃度 80 mg/dl であった．ちなみに，通常，>60 mg/dl が高度の中毒濃度である．

代謝性アルカローシスは，おそらく嘔吐があったためと思われる〔嘔吐と代謝性アルカローシスについてはセミナー28（168頁）で解説する〕．

治療方針を考える

さて,診断がほぼ予測されたらどう治療をすすめるべきであろうか? まず胃洗浄を行う.また尿量をふやして尿中へのサリチル酸の排泄を増加させることが緊急である.このとき,尿をアルカリ化したほうが尿細管からのサリチル酸再吸収を低下させ,サリチル酸の尿中排泄を促進させるので,$NaHCO_3$を点滴に加えてアルカリ利尿をつけることが要点である.

一方,本症例のような昏睡状態のようなサリチル酸中毒ではアルカリ利尿のみならず血液透析を速やかに行うことが重要である.その準備をすすめる.

本症例は,上記の治療にもかかわらずARDSを合併し,死亡した.

サリチル酸中毒について

一般に急性と慢性のサリチル酸中毒では急性のほうが救急での予後がよいといわれる.それは,小児では誤嚥,成人では自殺の目的のことが多いが,発見が早いことで適切な処置をされやすいからである.

慢性のサリチル酸中毒はリウマチ関節炎などで1〜3 g/日のアスピリンを長期に服用した結果であることが多い.発見が遅いこと,体内での蓄積量が多いこと,などが予後をわるくしている.このような症例では主治医が患者の初期症状に注意すべきである.初期症状とは何か? 「耳鳴り」である.ことに「音楽的な耳鳴り」に注意すべきである.このような患者が高齢である場合など「何か音が聞こえる」という訴えは要注意であるが,応々にして,「年寄りだから」といって主治医が中毒の症状であることに気づかないことがあるので注意したい.

病態を確実に詰める

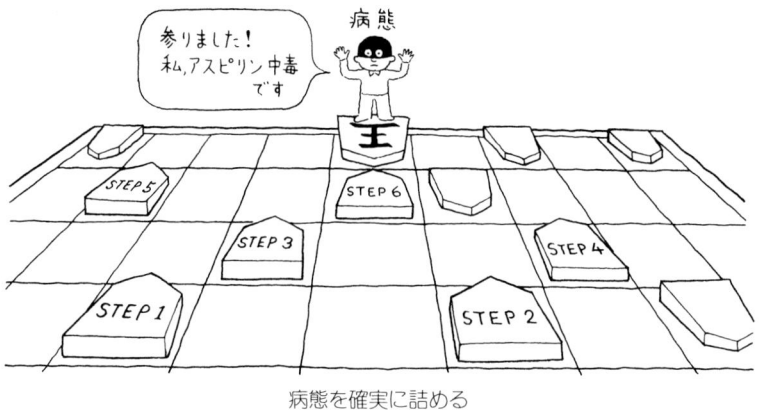

27 代謝性アルカローシス（1）

これまで H^+ の平衡の生理，動脈血液ガス値の解析のすすめ方について解説し，主として代謝性アシドーシスを示す症例を呈示して，データの解釈から，理解のすすめ方についていくつかのレッスンをしてみた．ここからは，代謝性アルカローシスについて考察をすすめてみたい．

代謝性アルカローシスとは

代謝性アルカローシスは，「一次的に血中 HCO_3^- 濃度を上げるような異常なプロセスの存在」と定義することができる．ところで，H^+ 代謝で示したように，通常の食生活，代謝の状態では，1日に non-volatile acid として 1 mEq/kg の H^+ が産生される．したがって，血中 HCO_3^- は自然には上昇することはなく，1日に 1 mEq/kg だけ消費され，常に低下するようになっている．したがって，代謝性アルカローシスは，この正常状態での non-volatile acid の産生を上回る HCO_3^- の産生のある場合と考えられよう．

このような病態は HCO_3^- の上昇による pH の上昇とともに，代償性の呼吸の抑制による pCO_2 の上昇がある．また，HCO_3^- の上昇のみから代謝性アルカローシスとは断定できない．なぜなら，呼吸性アシドーシス（一次的な pCO_2 の上昇）では，代償性の HCO_3^- 上昇がみられるからである．しかし，このような場合でも代償性の HCO_3^- の上昇には限界がある（表 22-3，133 頁参照）ので，HCO_3^- 濃度 > 42 mEq/l は代謝性アルカローシスの存在を強く示唆する．

> **表 27-1　代謝性アルカローシスの主な原因**

I．H^+の喪失
　1．消化管からの喪失
　　　　胃液の排出（嘔吐，胃液吸引）＊
　2．尿中への喪失
　　　　鉱質コルチコイド過剰＊
　　　　利尿薬＊
　　　　多量のカルベニシリンなどのペニシリン誘導体投与
　　　　高Ca血症
　3．H^+の細胞内への移行
　　　　低K血症＊
II．HCO_3^-の投与
　　　　大量の輸血（クエン酸を含んでいる）
　　　　$NaHCO_3$の投与
　　　　ミルク・アルカリ症候群
III．Contraction alkalosis＊

＊頻度の高いもの

代謝性アルカローシスの発生

　一次性の血中 HCO_3^- の上昇は，消化管からの H^+ の喪失（ほとんどが胃液の喪失による）か，H^+ の尿中への排泄によるものである（表27-1）．これらの体外へ失われる H^+ は，細胞内での $H_2O+CO_2 \rightleftharpoons H_2CO_3 \rightleftharpoons H^+ + HCO_3^-$ の反応から生じるので，H^+ の体外への喪失は必ずその細胞から細胞外液中に HCO_3^- を産生することになる．

　また，低K血症では K^+ が細胞内から細胞外へ移行するが，細胞内の電気的中性を保つために H^+ が細胞内にはいり，細胞外アルカローシス，細胞内アシドーシスの状態となる．

　contraction alkalosis では NaCl と水が失われ，細胞外液量が減少したときにみられる細胞外液 HCO_3^- 濃度の上昇である．この場合，

> **表 27-2　尿中 HCO_3^- 排泄を抑制する代謝性アルカローシス維持因子**
>
> 1. GFR の低下
>   腎不全
> 2. HCO_3^- 再吸収亢進
>   有効循環血漿量低下
>   K 欠乏
> 3. 腎 HCO_3^- 産生増加
>   表27-1の1-2

以下に述べる「HCO_3^- を尿中に排出できなくなる」ことが高 HCO_3^- 血症を持続させる原因である．

代謝性アルカローシスの維持

腎は尿中に大量の HCO_3^- を排泄することができる．一般に，血中 HCO_3^- 濃度が約 24 mEq/l に達するまでは，糸球体で濾過された HCO_3^- の大部分は再吸収され，尿中に HCO_3^- は排泄されない．

ところが血中 HCO_3^- 濃度がこの値を超えると（閾値：threshold），この超えた分の HCO_3^- はほとんど尿中に排泄され，これ以上の HCO_3^- を尿細管は再吸収できないように見受けられる．これを HCO_3^- 再吸収の最大値あるいは極値 tubular maximum for HCO_3 reabsorption（$TmHCO_3$）という．このために，たとえば $NaHCO_3$ を毎日 1,000 mEq 投与したとしても正常人では血液 HCO_3^- 濃度はごくわずかしか上昇しない．すなわち代謝性アルカローシスにならない．ところが代謝性アルカローシスの患者では，実際に発生する HCO_3^- は，もっと少ないにもかかわらず高 HCO_3^- 血症を示す．したがって代謝性アルカローシスでは，HCO_3^- の産生のみならず尿中に HCO_3^- が排泄できない機構が同時に存在している必要がある．すなわち代謝性アルカロースを維持する因子が存在する．これには表 27-2 のようなものがある．

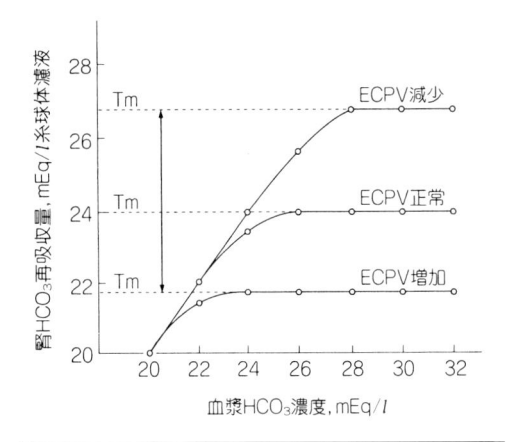

図 27-1 有効循環血漿量と $TmHCO_3$ の関係
ECPV：有効循環血漿量

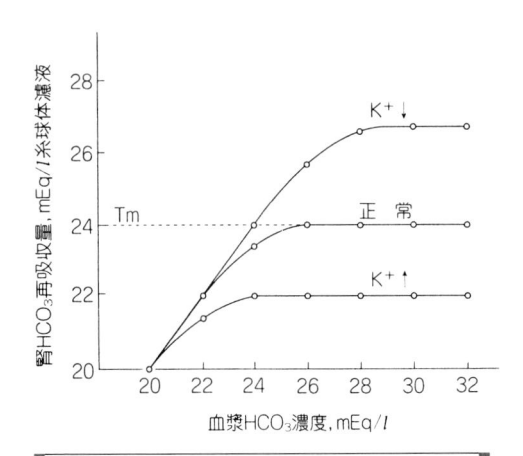

図 27-2 血清 K^+ 濃度と $TmHCO_3$ の関係

この因子のうち，臨床的にもっとも頻度が高く，重要なものは有効循環血漿量（ECPV）の低下である．すわち $TmHCO_3$ は有効循環血漿量によって変化する（図27-1）．すなわち，循環血漿量が低下すると $TmHCO_3$ は上昇する．

さらに重要なことは K 欠乏は，有効循環血漿量の変化とは独立して，腎 HCO_3^- 再吸収を亢進させる（図27-2）ということである．これは K 欠乏では細胞内 H^+ 濃度が上昇する（細胞内アシドーシス）ために，尿細管での H^+ の管腔への分泌がふえるためと考えられる．

高 Ca 血症も同様に HCO_3^- 再吸収を亢進させる作用のあることが知られている．鉱質コルチコイドも遠位尿細管で H^+ 分泌を亢進し，ここで HCO_3^- を産生し，尿中に H^+ が分泌される一方で血中に HCO_3^- が移行する．このように鉱質コルチコイドは，代謝性アルカローシスの発生と維持の両方に同時に作用するといえる．

contraction alkalosis は細胞外液から水と NaCl が主に失われたときにみられる．すなわち，NaCl が水とともに失われることによって細胞外液 HCO_3^- 濃度が上昇するためのアルカローシスである．この場合，有効循環血漿量低下による HCO_3^- 再吸収閾値の上昇があるため，この上昇した HCO_3^- は尿中に排泄されず代謝性アルカローシスが維持されることになる．

尿中 Cl 濃度による代謝性アルカローシスの鑑別

以上のように，代謝性アルカローシスの原因鑑別のためには，循環血漿量の評価が重要であることがわかる．これには身体所見の情報がきわめて有用である．あとで症例の解説でわかると思うが，腎機能が正常な場合には，尿中の Cl 濃度も手がかりになる．

尿中の Cl 濃度が 10 mEq/l 以下の場合には，循環血漿量の低下が疑われる．このような代謝性アルカローシスの多くは生理食塩液によって改善する（Cl 反応性アルカローシス）

利尿薬をつかっていないのに，尿中の Cl 濃度が 20 mEq/l 以上あ

る場合は，生理食塩液では改善せず（Cl不応性アルカローシス），主としてミネラルコルチコイド作用の過剰状態を鑑別することになる．

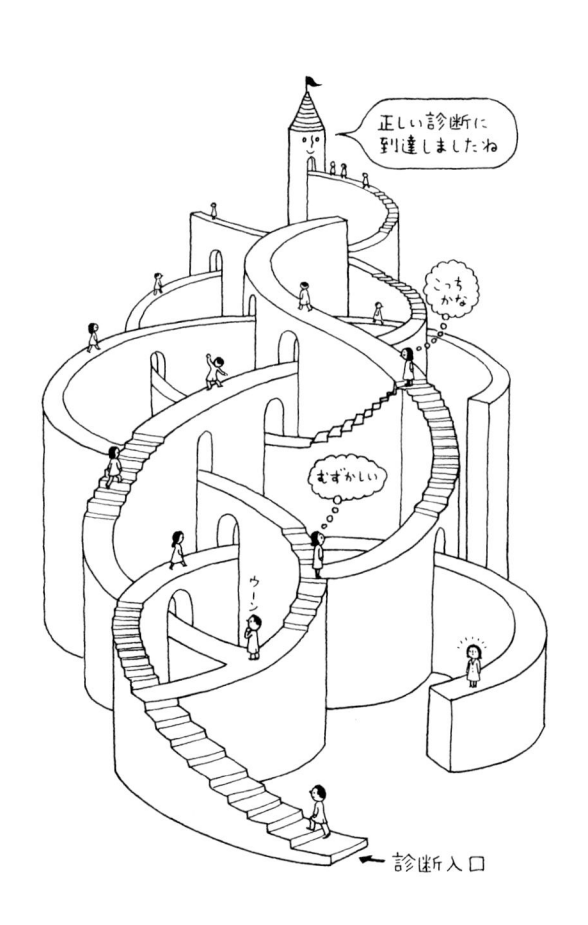

28 代謝性アルカローシス (2)

嘔吐するということは何か？　これは胃液とその中に含まれている H^+Cl^-，および少量の Na^+，K^+ を体外に排出することである．胃の壁細胞で H^+ が分泌されるとそれと等量の HCO_3^- が細胞外液中に排出され，細胞外液 HCO_3^- が上昇する．しかし，正常では十二指腸で胃液の H^+ は HCO_3^- と中和されるので，胃，十二指腸を通じて正味の H^+ あるいは HCO_3^- の喪失，獲得はないと考えてよい．ここで嘔吐が起こり H^+Cl^- が体外に排出されると，細胞外液の HCO_3^- 濃度が上がり Cl^- 濃度が下がる．すなわち代謝性アルカローシスが発生する．

嘔吐と代謝性アルカローシス

嘔吐の初期には，嘔吐による体液の喪失も少ないので，$TmHCO_3$ は上昇してもわずかであり，糸球体で濾過された HCO_3^- の一部は，近位尿細管で再吸収されずに Na^+ とともに遠位尿細管へ到達する．遠位尿細管では HCO_3^- はほとんど再吸収されないが，Na^+ の再吸収は有効循環血漿量低下を鋭敏に反映して亢進している．この Na^+ という陽イオンの再吸収に伴って HCO_3^- という陰イオンがあまり再吸収されないため，遠位尿細管腔はより強く陰性に荷電することになる．このため遠位尿細管細胞内の陽イオン，主として K^+ が尿中に分泌される（図 28-1）．

このような状態では，細胞外液では代謝性アルカローシスがあり，尿 pH は HCO_3^- 排泄のためアルカリ性であり，また，尿中には HCO_3^- とともに Na^+ と遠位尿細管もしくは皮質集合管で分泌された K^+ が認められる．

このような理由で嘔吐が起こると，臨床的には細胞外液の減少 (orthostatic hypotension, 脈拍増加など) があるにもかかわらず，尿中 $Na^+>20$ mEq/l であることに注意されたい．通常では有効循環血漿量減少にきわめて鋭敏に反応して尿中 Na^+ 濃度 <10 mEq/l と低下することがよく知られているが，嘔吐時は，これに反する結果が得られる．しかし嘔吐では尿中 Cl^- 濃度が極端に低いのが特徴である．すなわち，通常では有効循環血漿量減少の指標として尿中 Na^+ と Cl^- の濃度が平行して変化することを前提として，Na^+ を測定しているのであり，嘔吐の場合，尿中 Na 濃度は有効循環血漿量の変化の指標としては当てにはならないことを注意すべきである．

さらに嘔吐が続くと，HCO_3^- が胃でさらに産生され細胞外液に排出され，一方，細胞外液量はさらに減少して有効循環血漿量は低下

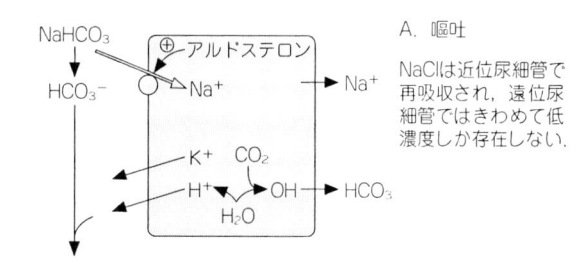

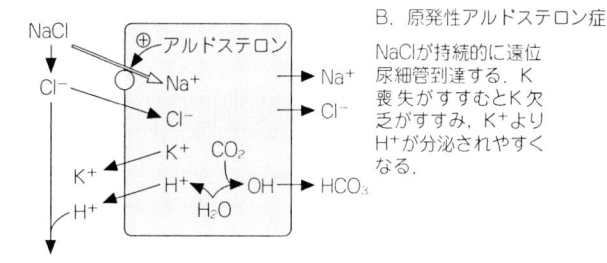

図 28-1 嘔吐（上図）および原発性アルドステロン症（下図）の遠位尿細管での Na^+ 再吸収と K^+，H^+ 分泌

する.すなわち腎の $TmHCO_3$ はさらに上昇する.嘔吐が続いていると $TmHCO_3$ の上昇にもかかわらず,より高い血漿 HCO_3^- 濃度のために,近位尿細管で $NaHCO_3$ は一部再吸収をまぬがれて遠位尿細管に到達する.このとき有効循環血漿量低下のためレニン-アンジオテンシン系が活性化されアルドステロンが増加している.したがって遠位尿細管での Na^+ の再吸収はアルドステロンのためさらに促進され K^+ とともに H^+ の分泌は増強する.遠位尿細管腔の HCO_3^- は再吸収されないので,管腔内は陰性に荷電され K^+ の尿中への喪失が続く.

このような結果,K 欠乏がすすみ,$TmHCO_3$ はさらに上昇する(図28-1B).尿 pH は HCO_3^- の存在のために高く,尿中 Na 濃度は臨床的にみられる有効循環血漿量の低下に比べて低くない.しかし,尿 Cl 濃度はきわめて低い.尿中 K^+ 濃度はさらに上昇する.

嘔吐が止まるとどうなるか

ここで嘔吐が止まるとどうなるのだろうか? もはや新しい HCO_3^- の産生がなくなるので,糸球体で濾過された HCO_3^- は $TmHCO_3$ に達するまで K^+,Na^+ とともに尿中に排泄され続ける.しかし,ある時点で血漿 HCO_3^- 濃度は $TmHCO_3$ に見合った濃度まで低下してきて,濾過された HCO_3^- がすべて再吸収される状態となり,正常より高い血漿 HCO_3^- 濃度で平衡状態に達する.

この平衡状態に達すると,尿中に HCO_3^- は排泄されなくなるが,遠位尿細管に到達した Na の再吸収のためにそれに見合った H^+,K^+ が排泄され,尿の pH は酸性になる.すなわち体液のアルカローシスと酸性尿が存在する paradoxical aciduria がみられる.こうなるとはじめて尿中 Na^+ 濃度 < 10 mEq/l となる.Cl^- はもちろん検出されない.

すでに説明したような代謝性アルカローシスの「発生」と「維持」という2つの因子が因果関係をもって同時に発生するので,嘔吐では容易に代謝性アルカローシスが完成する.

このような代謝性アルカローシスに対する治療は NaCl 投与によ

る細胞外液量,有効循環血漿量の回復がまず重要で,これにより $TmHCO_3$ が低下し HCO_3^- が尿中に排泄され,代謝性アルカローシスが改善される.しかし有効循環血漿量が正常化しても K 欠乏が改善されるまで,ある程度の $TmHCO_3$ の上昇は存続するので,代謝性アルカローシスの完全な是正には K 補給も必要であり,KCl の投与も重要である.したがって,このような代謝性アルカローシスを「NaCl 反応性」あるいは「Cl 反応性」の代謝性アルカローシスともいう.

原発性アルドステロン症の代謝性アルカローシス

アルドステロンの過剰では遠位尿細管での Na の再吸収が選択的に亢進し,尿細管管腔はより陰性荷電になる.したがって,細胞内から尿中への H^+,K^+ の分泌が亢進し,血中 HCO_3^- 濃度が上昇する.これと同時に一次的なアルドステロン過剰の原発性アルドステロン症では Na^+ 再吸収のために細胞外液量が増加し,近位尿細管での NaCl 再吸収が低下し,遠位尿細管へ NaCl が到達し続ける.したがってここでの H^+,K^+ の分泌が持続して起こる.尿中には Na^+,Cl^-,K^+ が検出される.尿の pH は低い.細胞外液増加のために血圧は上昇する.

このような K^+ の尿中喪失が持続するため K 欠乏が次第に進行し,遠位尿細管細胞内は他の細胞と同様に K 欠乏に傾く.このため遠位尿細管での H^+,K^+ の分泌は次第に K^+ より H^+ が優位に分泌されることになり,HCO_3^- 産生がさらに増強される.このような理由でアルドステロン症での代謝性アルカローシスはアルドステロンによる低 K 血症の発生によって明らかになることが多い.すなわち,K 欠乏がないとアルドステロン過剰でも代謝性アルカローシスは起こらないか,もしあっても比較的軽度である.

このような病態では嘔吐の場合の代謝性アルカローシスと異なって NaCl を投与しても,上昇した血漿 HCO_3^- 濃度の改善はみられない.すなわち「NaCl 不応性」「Cl 不応性」の代謝性アルカローシスである.

29 分析のすすめ方：症例5

　これまでの症例検討などから H^+ バランスの調節，代謝性アシドーシス，代謝性アルカローシス，また動脈血ガス分析の解析のすすめ方などの理解がかなり深まっていると思うので，今回から，また例題にもどることにする．

症例5

```
動脈血：pH    7.14
        pCO₂  30 mmHg
        HCO₃⁻ 10 mEq/l
静脈血：Na    135 mEq/l
        K     5.1 mEq/l
        Cl    85 mEq/l
```

データ分析と正しい解釈

Step 1　pH 7.14 であることから acidemia がある．

Step 2　acidemia の理由は HCO_3 が低いためであり，pCO_2 は高くない．したがって HCO_3 を低下させるような異常なプロセス，すなわち代謝性アシドーシスが存在する．

Step 3　自動的に anion gap (AG) を計算してみると，AG＝135－(85＋10)＝40 mEq/l と，高値を示している．すなわち代謝性アシドーシスの存在を示す．これは Step 2 からもわかっていたことであるが，AG の計算により，この代謝性アシドーシスは AG を増加させるようなものであることがわかる．

　ここでセミナー26で述べたように，AG が増加している場合には

補正 HCO₃ (cHCO₃) を求める．AG の正常値を 12 mEq/l とすると，本症の AG＝40 mEq/l では，AG が (40−12)＝28 mEq/l も増加している．すなわち ΔAG＝28 mEq/l となる．したがって，もしこの anion (酸) が蓄積しなかったと仮定すると，本症の HCO₃ は 10 mEq/l（実測値）＋28（ΔAG）＝38 mEq/l であったと想像される．これは正常 HCO₃ 濃度の 24 mEq/l より高い．すなわち HCO₃ を上昇させるような異常プロセスである「代謝性アルカローシス」が存在し，この高 HCO₃ 濃度が anion の増加（代謝性アシドーシス）により消費され，10 mEq/l になっていると分析できる．

Step 4 さて，代謝性アシドーシスで HCO₃ が 10 mEq/l と低下しているが，pCO₂ が 30 mmHg と低いのは HCO₃ の低下に反応した生理的なものであろうか？ 代謝性アシドーシスでの呼吸性代謝の予測式である ΔpCO₂＝(1〜1.3)×ΔHCO₃ を用いると，

$$\Delta pCO_2 = (1〜1.3) \times (24-10)$$
$$= (1〜1.3) \times 14$$
$$= 14〜18 \text{ mmHg}$$

HCO₃＝10 mEq/l に対して pCO₂ は 40 mmHg から 14〜18 mmHg 低下して，22〜26 mmHg であることが期待される．本症での pCO₂＝30 mmHg はこの予測値より高い．すなわち，pCO₂ が異常に高い病態である「呼吸性アシドーシス」が存在する．

Step 5 以上から，本症例は「代謝性アシドーシス」＋「代謝性アルカローシス」＋「呼吸性アシドーシス」という mixed acid-base disorder である．それではこれはどのような症例であろうか？

「代謝性アシドーシス＋代謝性アルカローシス＋呼吸性アシドーシス」症例 5 の原因を考える

患者は 48 歳の男性，慢性のアルコール中毒で，昏睡状態で救急車に運び込まれた．vital sign はほぼ安定している．口臭がひどく着衣には吐物が付着している．酒くさい．

AG のふえている代謝性アシドーシスを考える

いろいろ考えられるが，状況からみると emergency であり，できるだけ早く critical な情報を得なくてはならない．「AG のふえている代謝性アシドーシス」を表 23-1（138 頁参照）から考える．以下の成績が緊急に得られた．

血清：糖 110 mg/dl, ケトン陰性, BUN 30 mg/dl, クレアチニン 1.3 mg/dl.

尿：pH 5.0, ケトン（2+），糖陰性．沈渣異常なし．

以上から，尿毒症，糖尿病性ケトアシドーシスは否定できよう．外因性の酸（その前駆物質など）によるものはどうか？ アスピリン中毒は，呼吸性アルカローシスのないことから否定的であるが，一応，血中サリチル酸濃度を緊急で order してもよい．エチレングリコール，メタノールはどうか？ 可能性はあり，否定できない．

ここで，吐物の付着などから，代謝性アルカローシスは嘔吐によるものと考えてよいと思われる．vital sign は一応安定しているが，有効循環血漿量は減っているだろう．尿電解質も提出しておく．

もっとも考えられるのはアルコール性ケトアシドーシス，エチレングリコール中毒，メタノール中毒の 3 つであろう．これらを鑑別するためには，まず，

1）血中エタノール濃度を order する

2）血中 formic acid（ギ酸：メタノールが代謝されてできる酸）なども重要だが，「賢い」臨床医であれば簡単で，

3）血清 osmolality を測定することである．これは緊急かつ key の情報を速やかに与えてくれる．

このようなアルコール中毒では，血中アルコールにより osmolality が上昇するからである．本症の血清 osmolality は 353 mOsm/kgH$_2$O であった．

浸透圧ギャップ (osmolar gap)

Na，glucose，BUN から計算される osmolality は型通り，
$$P_{osm} = 2 \times Na + glucose/18 + BUN/2.8$$
$$= 270 + 6 + 10$$
$$= 286 \text{ mOsm/kgH}_2\text{O}$$

外因性の物質が血中に存在しなければ実測の Osm と Na，glucose と BUN から計算される Osm はほぼ一致する．これが一致しない場合を「osmolar gap がある」といい，通常の生化学検査で測定されない osmolality を上げている物質の存在を意味する．マンニトール，アルコールなどである．本症でのアルコール中毒（エタノール，メタノール，エチレングリコールのいずれか）の疑いが強まる．

どのアルコールか

もし，尿沈渣で結晶 (3+) であればエチレングリコールが強く疑われる症例であろう．エチレングリコールは代謝され，シュウ酸となり，これが尿中に排泄されるからである．尿沈渣にシュウ酸結晶が多数みられる．

メタノール中毒では眼底検査により乳頭炎の所見があればより確かになる．これらエチレングリコール，メタノールの中毒は osmolar gap があるような高度のものは緊急透析の適応であり，これによって，急速に蓄積したアルコールと酸を体外に除去しないと往々にして致死的である．

エチレングリコール，メタノール中毒では，エタノール投与をまず行う．なぜか？

エチレングリコール，メタノール中毒では，まずエタノール投与を行う理由

メタノール，エチレングリコールともにアルコールであり，それ自体では，それほど毒性は強くない．これらは体内でアルコール脱

水素酵素（ADH）により代謝されメタノールはギ酸，エチレングリコールは，グリオキシル酸，シュウ酸などの強酸となり，代謝性アシドーシスを起こす（図29-1）．これらのアルコールのADHに対する親和性は，エタノールが一番強い．したがって，メタノール，エチレングリコール中毒では，緊急に血液透析の準備をするが，その準備している間にエタノールの静注点滴，経口投与などにより，メタノール，エチレングリコールのADHによる代謝を遅らせることが，一般的なsupportive careのほかに重要である．最近，ADHの阻害薬であるFormepizoleがメタノール中毒の治療に使われるようになった．

アルコール性ケトアシドーシスでは血中ケトン陰性でAGがふえる理由

アルコール性ケトアシドーシスでは，どうして血中ケトンが陰性でしかもAGがふえているのか？ 何がanionとして蓄積しているのであろうか？

アルコール性ケトアシドーシスの発生のメカニズムの詳細は明らかではないが，ケトン体の産生が増加するために起こる代謝性アシドーシスである．この病態では，アルコールがADHにより代謝されているのでNAD→NADHの反応が促進されており細胞内（ミト

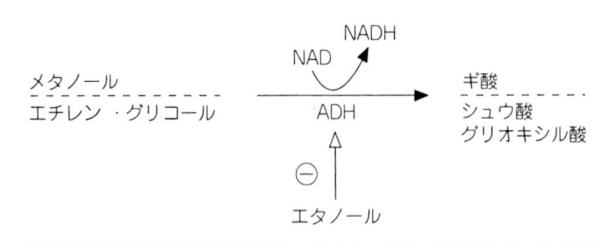

図 29-1
ADH：alcohol dehydrogenase，アルコール脱水素酵素

コンドリアも含む）の酸化還元電位は還元（NADH/NAD 比が上昇）に傾いている．このときには 2 つのケトン体すなわち acetoacetate と β-hydroxybutyrate には，

$$\frac{\beta\text{-hydroxybutyrate}}{\text{acetoacetate}} \propto \frac{\text{NADH}}{\text{NAD}}$$

の関係があるので NADH/NAD 比が増大すれば，総ケトン体のうち主に存在するのは β-hydroxybutyrate として存在する．

ケトン体を検出する ketostix などのテストは，β-hydroxybutyrate とは反応せず acetoacetate を検出している．したがって，アルコール性ケトアシドーシスのように，主として"β-hydroxybutyric acidosis"である場合では，ケトアシドーシスにもかかわらず血中ケトンが陰性である．あるいは血中ケトン体蓄積に比して ketostix 反応は弱い．

さらにこの病態が治療に反応して改善されると，もう 1 つ，臨床的に重要なポイントがある．それは NADH/NAD 比も改善され，β-hydroxybutyrate→acetoacetate の反応が起こり，全身状態の改善とともにケトン反応が強くなってくることがある．これはこの病態の悪化を決して意味していないことに留意すべきである．

ケトアシドーシスの改善と血中クレアチニン濃度

さらにここでもう 1 つ臨床でのポイントがある．それは acetoacetate の存在下では，血清のクレアチニンは実際より 1～3 mg/dl 程度高く検出されるということである．つまり，acetoacetate の存在でクレアチニン反応が誤って高く出てしまう．病態の改善とともに血清クレアチニン濃度の増加ということが起こることがしばしばあるが，これを腎機能の低下と間違えないよう注意する．この場合 BUN などの変化を参考にすればよい．

30 分析のすすめ方：症例 6, 7

症例 6

動脈血：pH　7.35
　　　　pCO_2　35 mmHg
　　　　HCO_3^-　19 mEq/l
静脈血：Na　138 mEq/l
　　　　K　4.0 mEq/l
　　　　Cl　115 mEq/l

データの分析と正しい解釈

Step 1　pH7.35 であることから acidemia がある．

Step 2　acidemia は HCO_3=19 mEq/l と低下しているためで「代謝性アシドーシス」があるといえる．

Step 3　自動的に anion gap（AG）を計算する．
AG=138-(115+19)=4 mEq/l
AG が正常より低い．

Step 4　代謝性アシドーシスに対する呼吸性の代償はどうか．$\Delta pCO_2 = (1\sim1.3) \times \Delta HCO_3$ を使うと，

$\Delta pCO_2 = (1\sim1.3) \times (24-19)$
　　　　　$= (1\sim1.3) \times 5$
　　　　　$= 5\sim7$ mmHg

したがって pCO_2=33〜35 mmHg であることが期待される．本症では pCO_2=35 mmHg とこの範囲にある．以上から本症は simple metabolic acidosis であると判定できる．

表 30-1　Anion gap が低い病態

1．低アルブミン血症
2．IgG 多発性骨髄腫
3．ブロマイド中毒
4．高 Ca 血症，高 Mg 血症
5．高 K 血症

anion gap が低い？

ここで，なぜ AG が低いかについて考えてみよう．AG はセミナー 24 で説明したように，これが増加した場合は通常ルーチンに測定されない anion（酸）が蓄積していることを示している．AG が減るということは，ルーチンに測定されない anion が減るか，Na 以外の cation が増加するかを示している（図 24-1，145 頁参照）．

ルーチンに測定されない anion の大部分はアルブミンであり，低アルブミン血症では AG が減少する．アルブミン 1 g/dl につき，anion として約 2 mEq/l に相当するので，2 g/dl の低アルブミン血症では AG が約 4 mEq/l 程度減少し，AG 8〜10 mEq/l となることがよく観察される．

Na 以外の cation の上昇としては，K については K が 8 mEq/l ともなると，心停止間近な病態であり，AG 減少どころではない critical な状況であろう．Ca^{2+}，Mg^{2+} はどうか？　たとえば 16 mg/dl という高度の高 Ca 血症では正常 Ca の 10 mg/dl より 6 mg/dl の Ca の上昇であり，この上昇分は Ca イオンである．これは 1.5 mmol/l すなわち 3 mEq/l に相当し，AG は 3 mEq/l 減少してよい．Mg^{2+} はやはり上昇することもあるが，それは腎不全に Mg 製剤を大量に投与したときにみられる病態である．きわめて高度の高 Mg 血症では血清 Mg 濃度は 5〜8 mg/dl にも上昇する．深部腱反射は消失する．これは正常血清 Mg 濃度 2〜3 mg/dl からすると約 2〜4 mEq/l の上

昇,すなわち Mg は 2〜4 mEq/l の上昇,すなわち AG は 2〜4 mEq/l 減少する.

このように AG が減少する病態がいくつか考えられるが(表 30-1),本症のように AG=4 mEq/l というような低値では 2 つの病態を考えるべきである.

第 1 は IgG 型の多発性骨髄腫であり,第 2 はブロマイド(Br)中毒である.Br 中毒は Br 含有製剤の服用(たとえばセデス A 錠)にみられる.

IgG 型多発性骨髄腫では monoclonal IgG が,より陽イオンで荷電していることが多いため,したがって AG の減少と monoclonal IgG 濃度と逆相関がみられる.Br 中毒では Br が Cl 測定時に Cl のように測定され,しかも,Cl より mEq 当量として大きく測定されることによる.

本症では血清タンパク,アルブミン濃度の測定から,多発性骨髄腫と診断された症例である.AG の開かないタイプであり,本症に伴う近位尿細管障害によって起こる尿細管性アシドーシスと考えられる.また,中等度の慢性腎不全のためとも考えられるが,BUN 20 mg/dl,血清クレアチニン 1.0 mg/dl と,この可能性は否定された.

症例 7

動脈血:pH　7.42
　　　　pCO_2　32 mmHg
　　　　HCO_3^-　20 mEq/l

データの分析と正しい解釈

この症例は慢性呼吸性アルカローシスの症例で,代謝性の因子も HCO_3=20 mEq/l とよく代償されており,pH はほぼ正常近くに保たれている.なぜこのような症例を呈示したのか.この症例 6 も症例 7 も,もし base excess(BE)が与えられていれば,それは−3〜

$-5\ \text{mEq}/l$ であることに留意されたい.

わが国では多くの施設での動脈血ガス分析にBEが加えられている,これは採取した動脈血を *in vitro* で $pCO_2=40\ \text{mmHg}$ としたときのpHを測定して計算した HCO_3 濃度から計算したものである.これは代償性因子(HCO_3)の正常値からの偏位の1つの指標である.しかし,実際にはBEがマイナスであると即座に「代謝性アシドーシスがある」と考えてしまう人が少なくない.

症例6と7を比べてみればBEは同じような値を示しても,その意味がまったく異なることに気づかれるであろう.症例6では,HCO_3の低下は異常なプロセス,すなわち「代謝性アシドーシス」の存在を意味するのに対し,症例7でのHCO_3の低下,すなわちマイナスのBEは,pCO_2の一次的な低下,すなわち「呼吸性アルカローシス」に対する代償性の,すなわち生理的な反応を示すもので,したがって,生理的な反応を「アシドーシス」,すなわち異常な病態があると考えるのは誤りである.

呼吸性アルカローシスのBEの値の解釈

このような症例を呈示すると明らかなように,BEの概念は正しいが,このBEの値をどう解釈するかについては十分に病態生理を理解しておく必要がある.むしろ,このようなBEというように値がなくてもpH, pCO_2, HCO_3を正しく読むことにこそ,正しい血液ガスの解析があると考えられよう.そうすることにより,異常な状態を「アシドーシス」,「アルカローシス」と呼ぶのであり,生理的な二次的な代償性の反応を「アシドーシス」「アルカローシス」などと呼んではいけないことを理解することができるはずである.

応用問題演習

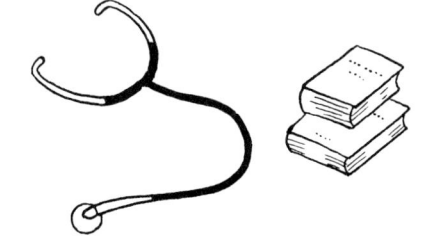

31 脱力感のある26歳の女性

ときどきある四肢の脱力感を主訴に，26歳のやせた女性が来院した．症状は1年前くらいからあり，頻度や程度は変わらない．神経学的に局在所見はなく，血圧122/78 mmHgと正常で，浮腫はみられなかった．
初診医が取った必要最低限の検査では，UN 14 mg/dl, Cr 1.3 mg/dl, UA 6.8 mg/dl, Na 144 mEq/l, K 2.6 mEq/l, Cl 97 mEq/l と，軽度の腎機能低下と低K血症がみられた．

症状に関係ありそうな低K血症からアプローチしてみよう

病歴でもう一度詳しく聞いてみる．まず食欲，体重の変化はないらしい．最近，嘔吐，下痢もなし．若い女性でもあるので，太っている，むくんでいる，便秘であるということを気にしていないかをさりげなく聞いてみる．よく聞くと，職業は医療関係であることがわかった．正直に答えるかどうかわからないが，何か薬をのんでいないかどうかも聞いてみよう．いずれもNoであった．

理学的所見を取り直してみる．やはり血圧は正常だが，軽度の起立性低血圧があるので，細胞外液量がやや低下している可能性があると判断された．

追加検査に進んでみよう

1．2回目来院時，食事をしないできてもらって，もう一度電解質をみさせてもらう．
2．NaにくらべてClが低めなので，代謝性アルカローシスがある

かもしれないので血液ガスをチェックする．
3．スポット尿でよいから，尿中の K 排泄を評価する．
4．軽度腎機能の低下があるので検尿をする．一度だけ腎臓の超音波もみておく．

結果は

生化学：Tp 7.5 g/dl, Alb 4.1 g/dl, UN 12 mg/dl, Cr 1.2 mg/dl, UA 6.5 mg/dl, Na 143 mEq/l, K 2.8 mEq/l, Cl 97 mEq/l, Ca 10.0 mg/dl Pi 3.3 mg/dl と低 K 血症は同じである．

尿中の K 排泄はスポット尿で 29 mEq/l で，K が低いにもかかわらず，腎臓から K が喪失していることがわかる．逆にこれが 10 mEq/l 以下と低ければ，下剤の乱用も考えなければならない．便中に多量に失われるので，腎臓が正常ならば腎からの排泄が減少するはずだからである．

血液ガスをみよう

pH 7.47, pO$_2$ 98 mmHg, pCO$_2$ 46 mmHg, HCO$_3^-$ 33 mEq/l

Step 1 まず，pH 7.47 と alkalemia がある．

Step 2 HCO$_3^-$ が著明に上昇しているので，代謝性アルカローシスがある．

Step 3 anion gap は 13 mEq/l と正常

Step 4 代謝性アルカローシスに対する呼吸性代償が妥当かを計算してみる．予想される pCO$_2$ の上昇は，$0.7 \times (33-24) = 6.3$ mmHg なので，ほぼ妥当な範囲に代償されている．

Step 5 何を考えるか．

呼吸性に代償された代謝性アルカローシスと診断される．

もし呼吸性アシドーシスを合併していれば，長期の低 K 血症，呼吸筋力が落ちている可能性が示唆されるし，呼吸性アルカローシスを合併していれば，神経質な人である可能性を頭の隅においておくことができる．なぜなら過換気症候群を考えることもできるからで

ある.

この代謝性アルカローシスを伴う低 K 血症の原因は何であろうか

65 頁の低 K 血症へのアプローチをみると,この患者は Bartter 症候群もしくは利尿薬の乱用の可能性が高いことがわかる.

このときの尿中 Cl 濃度が高ければ,利尿薬の可能性が示唆されるが,採尿の直前に利尿薬を飲んでいると尿中 Cl 濃度は必ずしも高くならないので,否定はできない.

Bartter 症候群とはどのようなものであろうか

臨床的定義では,脱水,多尿,筋力低下を主症状とし,低 K 血症,代謝性アルカローシス,二次性の高レニン,高アルドステロン血症,正常血圧,高 Ca 尿症を呈する.また,循環血漿量がやや低下しているにもかかわらず,尿中 Cl は多めであり,Cl 抵抗性の代謝性アルカローシスであるという特徴がある.

その原因については,プロスタグランジンの過剰産生など多くの仮説が提唱されていたが,現在までに 5 つの分子の異常で起こりうることが証明されている.このことは,それまでの生理学的研究でわかっていたことが,分子として確認されたよい例である.

その 1 つが,Henle の上行脚の管腔側にある Na-K-2Cl 共輸送体の遺伝子異常である.ちなみに,この輸送体はフロセミド(ループ利尿薬)によって阻害されるので,その過剰な服薬によっても同じような症状が生ずることがあり,わが国では偽性 Bartter 症候群と呼ばれる.

Bartter 症候群とフロセミド乱用の区別は必ずしも容易ではない.しかし,頻回に尿中の Cl 濃度を測定すると,フロセミドを服用していないときは Cl 濃度が低いことで疑える.

Gitelman 症候群

Bartter 症候群と類似の臨床像を示す病気に Gitelman 症候群があ

る．これはサイアザイドを持続的に使用した病態に似ていることが知られていたが，最近，遠位曲尿細管の管腔側にある Na-Cl 共輸送体の遺伝子異常で生じうることがわかった．

さて，この 2 つの症候群を区別する方法があるだろうか？ 実は Bartter 症候群では尿中の Ca 排泄がふえるのが特徴である．それは，Na-K-2Cl 共輸送体が Henle 上行脚の Ca 再吸収の駆動力になっているからなのだが，高 Ca 血症の治療にフロセミドを用いて，尿中 Ca 排泄をふやすことを思い出してほしい．この逆に，高 Ca 尿症で尿路結石を繰り返す人に，その予防目的でサイアザイド系利尿薬を投与することがある．

この患者の腎機能障害はなぜ起こっているのであろうか

尿所見は，蛋白（＋−），潜血（−）とあまり著明でないので，病歴から考えて，
① 著明な低 K 血症による間質障害
② Bartter 症候群に伴う高 Ca 尿症による腎石灰化
を除外しなければならない．この患者の場合，超音波で軽度の腎石灰化が疑われた．

この患者は医療関係者で，利尿薬を入手しやすい環境にあり，腎機能を悪化させないためにも，本人に利尿薬の弊害をよく説明する必要があるだろう．

32 尿が出なくなった72歳の男性

> 72歳の男性．乏尿を主訴に来院．1週間前より37℃台の発熱，下痢．3日前に近医受診し，"かぜ薬"の処方を受けたが，昨日より尿量が減少している．既往歴：5年前に大腸癌の摘出術．腰痛のため整形外科より鎮痛薬の処方あり．喫煙歴40本×45年間．10年前から高血圧があるも未治療．

この患者で最も重要なプロブレムは乏尿（1日尿量400～500 ml以下）なので，乏尿のもつ意味とその原因からアプローチする．

乏尿はなぜいけないのか

"排尿とは何か？"というと，それは"体内の老廃物と水分・電解質を排泄して体内の恒常性を維持すること"である．少ない尿で体内の老廃物を排泄しようとすると尿を濃縮しなくてはならないが，最大限に濃縮できる尿量は500 mlであり，それ以下になると濃縮して排泄できない老廃物が体内に蓄積し腎機能低下を示す．この症例では尿量の減少は急に起こっており，急性腎不全の疑いがある．

乏尿の原因は

乏尿の原因は尿が産生できないわけであるから，原料・産生・排泄の3つのポイントに絞って考える．すなわち，①尿の原料となる血液が腎臓に入ってこない（腎前性），②尿の産生能が低下している（腎性），③作られた尿が排泄されない（腎後性）の3つに分けられる．各々の原因疾患は以下の通りである．

① 腎前性：循環血漿量の低下（脱水，消化管出血，大量の嘔吐や

下痢,火傷,発熱),心不全,ショック

②腎性:急性尿細管壊死〔ショック,腎毒性物質(抗菌薬・抗がん剤・非ステロイド系消炎鎮痛薬(NSAIDs)・造影剤など),横紋筋融解〕,急速進行性腎炎,急性間質性腎炎

③腎後性:両側尿管閉塞〔結石,腫瘍(後腹膜への転移も含む)〕,前立腺肥大

この症例ではどうだろうか? 腎前性の要因としては発熱と下痢による脱水.腎性としてはかぜ薬と鎮痛薬(NSAIDs は腎臓内のプロスタグランジン産生低下による腎血流の低下や間質性腎炎を起こすことがある).腎後性としては大腸癌の後腹膜リンパ節への転移による尿管閉塞の可能性が挙げられる.また,高齢による腎機能低下(25歳から85歳で約50%糸球体濾過値は低下,あるいは1歳年を取ると約1%ずつ糸球体濾過値は低下する)や,高血圧による腎硬化症がある可能性があり,もともと腎機能低下が存在していることが予想される.それに上記要因が加わってより一層腎機能低下が進行した可能性がある.

検査結果は

腹部超音波所見では水腎症なし.腎臓の大きさは正常である.

BUN 92 mg/dl, Cr 6.8 mg/dl, Na 136 mEq/l, K 5.8 mEq/l, Cl 96 mEq/l, Alb 2.8 g/dl, 尿中電解質;尿中 Na 65 mEq/l, 尿中 Cr 140 mg/dl.

もともとの腎機能は不明だが,この検査結果は明らかな腎機能低下を認めている.腎臓のサイズが小さくないことを考えると急性腎不全が考えられ,しかも水腎症がないことより腎後性は否定される.このように乏尿(腎不全)の検査として,腹部超音波(腹部 CT)のもつ意味は大きい.

乏尿の鑑別から何を考えるか

腎前性と腎性の鑑別には,尿中 Na 濃度(腎前性;<20 mEq/l,腎性;>40 mEq/l),FENa(腎前性;<1%,腎性;>1%)が有用

である．もっとも重要なことは，利尿薬や輸液が開始される前に採取した尿で検査することである．

この症例では，FENa（%）＝（uNa×sCr）／（sNa×uCr）×100＝（65×6.8）／（136×140）×100＝2.3％であり，腎性であることが示唆される．

また，この症例では，尿中好酸球が陽性であることが判明し，薬剤（抗菌薬または NSAIDs）による急性間質性腎炎が考えられた．

血液ガスをみよう

血液ガス（room air）は pH 7.28，PaO_2 72 mmHg, $PaCO_2$ 42 mmHg, HCO_3^- 14 mEq/l であった．

Step 1　pH が 7.40 以下なので acidemia である．

Step 2　acidemia の理由は，HCO_3^- の低下が原因と考えられる．

Step 3　anion gap は，AG＝Na－（Cl＋HCO_3^-）＝136－（96＋14）＝26 mEq/l と AG の増加が認められる．AG が増加するような代謝性アシドーシスを示している．

"補正 HCO_3^-（AG が増加しなかった場合の HCO_3^-＝AG 増加分と実測 HCO_3^- の和）"を計算する．AG 増加分は，26－12（正常 AG）＝14 mEq/l だから，実測 HCO_3^- との和は，14＋14＝28 mEq/l となり，"補正 HCO_3^-" は増加している．よって代謝性アルカローシスも存在している．

Step 4　代謝性アシドーシスにおける呼吸性代償（どの程度 CO_2 が低下しうるか）は，$\triangle pCO_2$＝（1〜1.3）×$\triangle HCO_3^-$＝（1〜1.3）×（24－14）＝10〜13 mmHg であることより，pCO_2 は，40－（10〜14）＝26〜30 mmHg になることが予想される．この症例では 42 mmHg であり，呼吸性アシドーシスも同時に存在している．長い喫煙歴があり呼吸器疾患（特に肺気腫，慢性気管支炎など）を合併している可能性がある．

この症例では，代謝性アシドーシス＋呼吸性アシドーシス＋代謝

性アルカローシスということになる．すなわち，もともと代謝性アルカローシスが存在していたところに，代謝性アシドーシスが起こり，それを十分に代償しえない呼吸性アシドーシスが存在していることになる．

治療は

原因薬剤と思われている薬剤の中止；NSAIDs と抗菌薬を中止する．血清 K は 5.8 mEq/l であり，心電図も特に異常は認めない．低アルブミン血症による膠質浸透圧の低下のため，補液をしても血管内から細胞外に漏れることが予想される．またすでに pCO_2 が貯留しているため，輸液量が多いと肺うっ血により急速に acidemia の進行が心配される．

乏尿期の管理（食事・輸液）：水分量は不感蒸泄量（15 ml/kg に発熱などによる増加を考慮）に尿量・嘔吐下痢による喪失を加えた量を投与する．通常，尿量などによる喪失量＋500 ml を目安とする．ただし，浮腫やうっ血があり水バランスをマイナスにするときには水分投与は少なくする．食塩は 3 g/日以下，タンパクは 0.5 g/kg/日とし，カロリー 35〜50 kcal/kg/日を目安に輸液メニューを考える．

この症例では，ラシックスの投与にも反応せず無尿となったため，同日より血液透析を開始した．透析を 2 回施行後より利尿が付き始め，3 回施行後より血液透析を離脱し，利尿がついて 4 日目には尿量は 4500 ml/日にも達した．

利尿期の管理：利尿期には水・電解質のバランスが崩れやすいことを念頭に置かなくてはならない．これは尿細管の再生が起こるものの未熟な尿細管であるため，生理的な調節ができないことによる．尿量が増加するがこれは ADH に尿細管が反応しない腎性尿崩症の状態となるためである．輸液を入れるから尿量がでるのか，尿量が出るから輸液量を増加させるのかがわからなくなることもある．頻回に水，電解質のバランスをアセスメントして補正していくことが重要である．

33 長期に食欲が低下してしまった74歳の女性

> 74歳女性．独り暮らしで自炊．ある日長女が訪ねてきて，やせが顕著なため心配して病院に連れてきた．体重 38 kg，血圧 104/70 mmHg（起立時 86/58），皮膚のツルゴール低下．血清生化学：BUN 26 mg/dl，クレアチニン 1.2 mg/dl，Na 128 mEq/l，K 3.5 mEq/l，Cl 86 mEq/l．排尿みられないためカテーテル挿入して尿 150 ml を採取した．尿比重 1.025，尿 Na 8 mEq/l，尿 K 10 mEq/l，尿 Cl 20 mEq/l．

脱水を示唆する所見は

来院時の体重 38 kg 自体は脱水を示唆する絶対的なものではない．仮に，平時の体重が 43 kg などであれば，10％もの体重減少であり，明らかに脱水といえる．

起立性低血圧，皮膚のツルゴール低下，乏尿，尿比重 1.025，尿中 Na 8 mg/l などはすべて脱水においてみられる．しかし身体所見から脱水を推測することはむずかしい．とくに皮膚ツルゴール低下は高齢者では判定が困難である．

臨床検査所見では，血液濃縮をあらわすヘマトクリット値や血清総蛋白濃度の上昇が認められるが，本例のように低栄養状態が合併していると評価ができない．BUN/Cr 比の上昇も比較的有用であるが，尿 Na 濃度低下が鋭敏で感度が高いことを覚えておこう．腎前性の急性腎不全に至ってなくとも，尿 Na 濃度は 20 mEq/l 以下に低下する．もちろん，高齢者では Na 喪失性に傾いていることが多いので，その点を考慮する必要はある．また嘔吐による脱水では，高

度の代謝性アルカローシスとなり,尿中 HCO_3 の喪失のため陽イオンである Na が牽引されて,尿 Na は低値とならないこともある.

血液ガスをみよう

pH 7.46, pCO_2 44 mmHg, pO_2 78 mmHg, HCO_3^- 31 mEq/l

Step 1 pH は？
pH が 7.40 以上なので,alkalemia(アルカリ血症)である.

Step 2 一次的には HCO_3 の増加が原因と考えられる.すなわち代謝性アルカローシスが存在する.

Step 3 anion gap は？
AG＝Na－(Cl＋HCO_3)＝127－(86＋31)＝10 mEq/l と AG は正常である.よって補正 HCO_3 は検討しなくてよい.

Step 4 代償について検討する.
代謝性アルカローシスにおける呼吸性代償は次式で推測される.

$$\triangle pCO_2 = 0.5 \times \triangle HCO_3 = 0.5 \times (31-24) = 3.5 \text{ mmHg}$$

したがって,pCO_2 は,40＋3.5＝43.5 mmHg になることが予想され,実測値に近い.よって,pCO_2 の上昇は呼吸性代償と考えられる.なお,pO_2 の低下は呼吸抑制のためであろう.

Step 5 診断は代謝性アルカローシスであるが,このような病態は存在するだろうか.脱水の原因として嘔吐があればまったく矛盾しない.この点についてはあとで述べる.また,脱水時にはレニン分泌が刺激され,二次性アルドステロン症になっている.このため低 K 血症と代謝性アルカローシスを認めることが多い.

脱水の原因として嘔吐の可能性はあるか

代謝性アルカローシスも認められ,嘔吐していた可能性はありそうである.嘔吐の水電解質および酸塩基平衡に及ぼす影響は複雑で,168 頁に詳述されている.簡便で最も信頼性の高い検査は尿 Cl が著しく低下することである.胃液は塩酸であるため,これの体外への喪失は,腎からの Cl 排泄を大きく減らしゼロに近くなることもあ

る．本例では尿 Cl は 20 mEq/l と低めであるが，これは先に述べたように脱水に反応した NaCl の再吸収亢進のためであろう．この場合でも，Na 濃度に比し Cl 濃度が低いことで判断できる．よって，本例では嘔吐の可能性は否定的である．

低 Na 血症の原因は何か

塩分摂取の不足がまず考えられるが，それだけだろうか．細胞外液の Na 濃度は次式で規定される．

$$細胞外液 Na 濃度 = \frac{Na 総量 + K 総量}{総水分量}$$

したがって，K 欠乏も低 Na 血症の原因となる．実際，低 K 血症もみられ，尿 K 濃度が 20 mEq/l 以下というのは K 摂取不足を強く示唆する所見である．

本例では脱水のため総水分量も減少しているはずなので，上式の分子と分母の減少の程度が同じであれば，低 Na 血症にはならない．しかし，Na と K の電解質より総水分量が多ければ Na 値は低下する．実際，脱水時には GFR が低下し，尿希釈能が低下していることが多い．とくに高齢者では自由水排泄が障害されているため，脱水による低 Na 血症が認められることがある．

最初に行う輸液としてもっとも適切なのは何か

まず乏尿になっている可能性があり，3 号液のような K を含む輸液は危険である．本例では低 K 血症があるものの軽度であるため，低 K 血症の治療はあわてる必要はない．

5％ブドウ糖液は輸液製剤の浸透圧を細胞外液に合わせるためにブドウ糖が添加されているもので，実質"水"を輸液することであり，低 Na 血症を助長させてしまう．

高張食塩液は低 Na 血症の改善には有効であろうが，脱水の改善には不十分である．むしろ血清 Na の急激な上昇は中心性橋脱髄を惹起し危険である．したがって，1/2 生理食塩液か生理食塩液にな

るが，ここで Na 欠乏量を推定してみよう．一般に次式が用いられる．

$$Na 欠乏量 = (140 - 実測 Na 値) \times 体重 \times 0.6$$

本例の来院時体重が 38 kg であることから，その時点の Na 欠乏量は，$(140-127) \times 38 \times 0.6 = 296$ mEq と推測される．これを生食で入れるとなると，約 2 l，1/2 生理食塩液ならば約 4 l である．一方，体液量の欠乏は数日間の摂取不足があり，かつ尿量減少を招くほどであるため，平時の体重の 10％程度はあると思われ，4 l は補液したい．以上より，血清 Na 値の緩徐な上昇と十分な補液を目的に，1/2 生理食塩液程度から開始するのが賢明であろうと思われる．

34 意識障害のある糖尿病患者

> 65歳男性．意識障害で救急車にて来院した．8年前から糖尿病の指摘を受け，3年前よりインスリンの自己注射を行っている．5日前より，37℃台の発熱と下痢が持続，2日前より食欲低下のためインスリン自己注射を中止していた．昨夜頻回に嘔吐していたという．
> 来院時に，大きな声で呼びかけると開眼するが，すぐに目を閉じ痛み刺激に対しては払いのけ動作がある．体温37.9℃，胸部に湿性ラ音を聴取，浮腫はない．
> 血圧112/68 mmHg, 脈拍114/min, 口腔，皮膚乾燥著明，入院時血糖872 mg/dl, 尿糖3+, 尿タンパク+, 尿ケトン体3+, 血液ガス (room air) pH 6.99, PaO_2 67 mmHg, $PaCO_2$ 22 mmHg, HCO_3^- 8 mEq/l, 血清Na 138 mEq/l, 血清K 3.9 mEq/l, 血清Cl 104 mEq/l, である．

血液ガスをみよう

Step 1 高度の acidemia である．pH が 7.0 以下では致死的になりうるので，早急な対策が必要である．

Step 2 acidemia の理由は？

$PaCO_2$ は 40 mmHg 以下であるからこれではアシドーシスになり得ない．HCO_3^- は 24 mEq/l 以下なので，代謝性アシドーシスが原因と考えられる．

Step 3 anion gap を計算する．$AG = Na - (Cl + HCO_3^-) = 138 - (104 + 8) = 26$（正常 12 ± 2）mEq/l. このように AG の増加が認められる代謝性アシドーシスである．

補正 HCO_3^-（AG が増加しなかったと仮定したときの HCO_3^- 濃度）を計算する．ΔAG（AG の増加分；計算した AG の値から AG の正常値である 12 を引いた値）に実測の HCO_3^- を加えた値が補正 HCO_3^- となる．すなわち，補正 $HCO_3^- = \Delta AG + HCO_3^- = Na - (Cl + HCO_3^-) - 12 + HCO_3^- = Na - Cl - 12 = 138 - 104 - 12 = 22$ とほぼ正常であるので，AG の増加する代謝性アシドーシスのみが存在するといえる．

Step 4 代謝性アシドーシスに対する反応をみる．頻呼吸で代償しようとするが，呼吸性の代償の予測値は $\Delta pCO_2 = (1〜1.3) \times \Delta HCO_3^- = (1〜1.3) \times (24 - 8) = 16〜20$ となる．よって，呼吸性の代償は $pCO_2 = 40 - (16〜20) = 20〜24$ mmHg の範囲となることが予想される．実測値は 21.6 mmHg であり，呼吸性代償は生理的反応内である．

何を考えるか

糖尿病歴，インスリンの中断，高血糖，ケトアシドーシス，意識障害から典型的な糖尿病性ケトアシドーシス（DKA）であることがわかる．DKA では，極度のインスリン不足と抗インスリンホルモン（グルカゴン，カテコラミン，成長ホルモン，コルチゾール）の増加により，遊離脂肪酸の動員を促して肝臓でのケトン体産生が増加しているため，不揮発酸の増加として AG 増加に反映される．

経過は

すぐに生食の大量補液と速効型インスリンの少量持続静脈内投与が開始された．血糖は 3 時間後には 248 mg/dl となったが，患者は頭痛を訴えるようになった．そのときの血液ガスは pH 7.20，PaO_2 85 mmHg，$PaCO_2$ 48 mmHg，HCO_3^- 18 mEq/l，Na 140，K 1.9，Cl 108 であった．

何が起こったのか

まず頭痛であるが,DKA の治療途中において注意すべきは,急激な血糖の低下による弊害である.DKA 治療前は高血糖で血漿浸透圧は上昇している.すなわち,来院時の血漿浸透圧は,$Posm = 2 \times (Na+K) + glu/18 + BUN/2.8 = 2 \times (138+3.9) + 872/18 + 45/2.8 = 348\ mOsm$ と上昇していた.治療後 3 時間では,$Posm = 2 \times (140+2) + 248/18 + 24/2.8 = 306\ mOsm$ となっている.

大量の輸液を行うと同時に,血漿浸透圧が急激に低下すると,細胞内に水が取り込まれるため,脳浮腫が起こる.通常,血糖の下降速度は 100 mg/hr 程度が望ましいとされているが,この症例では,208 mg/hr とかなり速い速度で血糖が下降してしまっている.改善傾向にあった意識レベルが再び悪化するようなことがあれば,頭部 CT も実施する必要が出てくる.もちろん,DKA の診断の前に意識障害の鑑別として脳血管障害や髄膜炎,脳炎は大切である.

何に注意すべきか

治療の経過中の K 濃度低下の原因はなんだろうか.

AG は $Na - (Cl + HCO_3^-) = 140 - (108+18) = 15$ と改善している.呼吸性の代償は計算上,$(1 \sim 1.3) \times \Delta HCO_3^- = (1 \sim 1.3) \times (24-15) = 9 \sim 12$ であり,$PaCO_2$ は,$40 - (9 \sim 12) = 28 \sim 31$ となるはずであるが,実際の $PaCO_2$ は 48 mmHg と高値となっている.何が起こったのであろうか?

ここで注意すべきは血清 K の動きである.入院時 3.9 mEq/l であったものが,1.9 mEq/l まで低下している.急激な血清 K の低下は筋力低下,特に呼吸筋麻痺,不整脈を起こすため注意が必要である.

DKA の治療上最も注意すべき電解質は K である.血清 K 値にかかわらず,DKA の場合には基本的に体内 K(通常 3〜5 mEq/kg)は著明に不足しているが,血清 K 値は通常,正常値を示し,約 1/3 の

症例では高値を示す.これは,アシドーシスであることと血漿浸透圧が高いために,水と同時にKが細胞外へ移動するためである.

　治療が開始されると,インスリン投与,血糖の低下に伴って,細胞内へKが移動するため,血清K値は低下する.このため,DKAのときには,血清K 4.5 mEq/l 以下となった時点でKCLの投与を開始するか,あるいは利尿が最初からみられ,腎機能低下がない場合には,治療開始から10 mEq/hrでKの補給をするようにする.

参考書

1) Rose BD, Rennke HG：Renal Pathophysiology—The Essentials, William and Wilkins, Baltimore, 1994
2) Rose BD：Clinical Physiology of Acid-Base and Electrolyte Disorders, 5th Edition, McGraw-Hill, New York, 2001
3) Kokko JP, Tannen RL, editors：Fluids and Electrolytes, 3rd Edition, WB Saunders Co, Philadelphia, 1996
4) Seldin DW, Giebisch G, editors：The Kidney, Physiology and Pathophysiology, 3rd Edition, Raven Press, New York, 2000
5) Fukagawa M, Kurokawa K, Papadakis MA：Fluid & Electrolyte Disorders, Current Medical Diagnosis & Treatment, edited by Tierney LM Jr, McPhee SJ, Papadakis MA, Lange Medical Books/McGrow Hill, New York, pp837-866, 2005
6) 黒川　清編集：NIM 腎臓病学, 第3版, 医学書院, 東京, 1995
7) 黒川　清編集：腎臓学：病態生理からのアプローチ, 南江堂, 東京, 1995

索引

■ 和文

あ

悪性腫瘍 83
悪性リンパ腫 104
アシドーシス 132, 134
アスピリン中毒 159, 174
圧利尿 18
アルカローシス 132, 134
アルギニンバソプレシン 27
アルコール性ケトアシドーシス 174, 176
アルコール脱水素酵素 175
アルドステロン 53, 63
　──過剰 66, 69
　──分泌 4
アルブミン 70

い

イオンチャンネル 4, 10
イオンポンプ 4
閾値 107, 164
意識障害 196
陰イオン 8, 9
インスリン 53

え

エチレングリコール中毒 174, 175
遠位尿細管性アシドーシス 128, 138

お

嘔吐 168, 170, 193
横紋筋融解症 102

か

活性型ビタミン D 作用不全症 76
カテコラミン 53
カリメート 63
肝硬変 18, 36
間質液 47
甘草 69
漢方薬 69

き・く

希釈部 28
偽性 Bartter 症候群 186
偽性高 K 血症 59, 60
偽性副甲状腺機能低下症 76, 94,

100
揮発性酸 118
急性間質性腎炎 190
急性呼吸性アルカローシス 157
急性骨髄性白血病 104
起立性低血圧 192
近位尿細管 28
近位尿細管性アシドーシス 128, 138

グリチルリチン 67, 69

け

ケイキサレート 63
血圧調節因子 16
血漿 47
血漿 Na 濃度 26
血清 Ca 濃度 70〜72
血清 Mg 濃度 106
血清リン値 92
血清リン濃度 88, 90
血中 AVP 濃度 23
血中クレアチニン濃度 177
ケトアシドーシス 62, 177
原発性アルドステロン症 42, 66, 113, 169, 171
原発性副甲状腺機能低下症 91, 94

こ

高 Ca 血症悪性腫瘍 84
高 Cl 血性代謝性アシドーシス 137, 145

高 Mg 血症へのアプローチ 115
高アルブミン血症 82
口渇 48
高カリウム (K) 血症 52, 58, 62
高カルシウム (Ca) 血症 82
抗菌薬 191
高血圧 46, 64
鉱質コルチコイド 63, 64, 68, 166
―― 過剰 41, 163
恒常性 2, 13
甲状腺機能低下症 37
高窒素血症 102, 103
高ナトリウム (Na) 血症 40, 48
高尿酸血症 103
高マグネシウム (Mg) 血症 114
抗利尿ホルモン 22, 27
高リン血症 100
―― へのアプローチ 101
呼吸性アシドーシス 119, 149, 152
呼吸性アルカローシス 98, 181
骨軟化症 79
混合性酸塩基平衡異常 149

さ

細胞外アルカローシス 163
細胞外液 2, 8, 9, 14, 21, 47, 52
―― 量 16
細胞内アシドーシス 163, 166
細胞内液 2, 8, 9, 47, 52
刷子縁膜 90, 123
サリチル酸中毒 160

し　す

子癇　115
糸球体濾過量（値）　3, 5, 100, 105, 122
四肢冷感　47
自由水　28〜30, 32
重炭酸ナトリウム　15
腫瘍細胞　104, 105
食塩　11, 14
腎血管性高血圧　64, 65
腎後性乏尿　188
腎性尿崩症　43
腎性乏尿　188
腎前性乏尿　188
浸透圧ギャップ　175
浸透圧受容体　22
腎動脈狭窄症　66
腎の適応現象　55
心不全　18, 36
腎不全　37, 100〜102

スポット尿　35, 95, 111

せ　そ

制酸剤　96
生理食塩液　49
線状皮膚萎縮　66

総 CO_2　141

た

体液　2, 21
── 浸透圧　23, 24, 32
── 量　46
代謝性アシドーシス　62, 63, 65, 118, 119, 128, 137, 138, 143, 149, 156
代謝性アルカローシス　54, 64〜66, 162, 164, 168, 185, 195
代償性因子　181
代償性変化　134, 156
大動脈炎　66
大発作　155
脱水　47, 192, 193
脱力感　184
多尿　44
多発性骨髄腫　180
炭酸脱水酵素　123
単純性酸塩基平衡異常　133
単純性代謝性アシドーシス　139

ち

中枢性尿崩症　43
中和性　153
長期透析患者　61

て

低 Mg 血症へのアプローチ　111
低カリウム (K) 血症　64, 184, 193
── へのアプローチ　65
低カルシウム (Ca) 血症　76, 110
── へのアプローチ　78
低浸透圧尿　27
低張尿　44
低ナトリウム (Na) 血症　26, 32,

194
低マグネシウム（Mg）血症　107, 110
低リン血症　92, 93
低レニン性低アルドステロン症　63
滴定酸　125, 126
テタニー　79, 112
鉄製剤　97

と

糖質コルチコイド　68
　――欠乏症　37
動静脈瘻　19
等浸透圧　29
等張性脱水　47
等張尿　44
糖尿病　63, 196
糖尿病性ケトアシドーシス　197
糖尿病性腎症　62

な に

内部環境　2, 4, 13

尿細管性アシドーシス　127, 150, 180
尿浸透圧　23
尿中 cyclic AMP 測定　112
尿中好酸球　190
尿崩症　41, 44

ね の

ネフローゼ症候群　18, 36, 79
ネフロン　3

脳浮腫　48

は

肺気腫　190
肺のラ音　46

ひ

皮質部集合管　53
皮質部集合管細胞　54
ビスホスホネート　86
ビタミン D　72, 76, 80
　――欠乏症　94
　――代謝のプロセス　77
ヒドロキシアパタイト　89
皮膚のツルゴール低下　192

ふ

フェジン　97
不感蒸泄　51
不揮発性酸　118
副甲状腺機能亢進症　83
副甲状腺機能低下症　76, 80, 100
副甲状腺ホルモン　72, 76, 90
腹水貯留　19
浮腫　46
部分排泄率　56
フロリネフ　63

ほ

乏尿　188, 189, 192
　──期　191
補正 HCO_3^-　190, 197
　──値　132
補正血清総 Ca 濃度　79
ホメオスターシス　11
ホルモン受容体　4
本態性高血圧　64

ま

マーロックス　96
慢性気管支炎　190
慢性呼吸性アルカローシス　157
慢性骨髄性白血病　58

み

ミオグロビン尿症　92
水排泄　28
水利尿　44
ミトコンドリア　72

む め

無機リン酸　88

メタノール中毒　174, 175

ゆ

有効循環血漿量　18, 165, 166, 169
輸液　46, 48, 194
輸入細動脈灌流圧　17

よ

陽イオン　8, 9
溶質利尿　44

ら り

ラシックス　63

利尿期　191
リン　88
リンゲル液　49
リン酸　125

れ

レニン-アンジオテンシン-アルドステロン (RAA) 系　16
レニン-アンジオテンシン系　4

索引

■ 欧文

A

acidemia 62, 132, 134, 137, 142, 148, 191, 196
Addison 病 36, 37
ADH 産生悪性腫瘍 38
ADH 分泌不適症候群 36
alcohol dehydrogenase (ADH) 176
aldosterone receptor (AR) 67
alkalemia 132, 134
anion gap (AG) 132, 134, 137, 144, 172, 179
ANP 4
antidiuretic hormone (ADH) 22, 27
ARDS 160
arginine vasopressin (AVP) 22, 27
AVP 分泌刺激因子 34

B

Bartter 症候群 113, 186
base excess (BE) 180, 181
brush border 90
brush border membrane 123
buffer pair 120

C

Ca flux 73
carbonic anhydrase 123
carbonic anhydrase (CA) 123, 126
Ca センサー 73
Ca 調節ホルモン 72
central diabetes insipidus (central DI) 43
central pontine myelinolysis 39
Chvostek 徴候 79, 112
Cl 反応性アルカローシス 166
Cl 不応性 171
contraction alkalosis 163, 166
cortical collecting tubules (CCT) 53
crush syndrome 103
Cushing 症候群 42, 66
cyclic AMP 110

D

deoxycorticosterone (DOC) 66
diluting segment 28, 32
distal delivery 33
distal RTA 128, 150, 151, 153
DKA 197

E

ECF 14, 52
eclampsia 115
ECPV 165, 166
endoplasmic reticulum (ER) 71, 72

F

fistula 19
fractional excretion (FE) 56
free water 28〜30, 32
furosemide 113

G

Gitelman 症候群 186
glucocorticoid receptor (GR) 67
grand mal seizure 154, 155
Guillain-Barré 症候群 37

H

HCO_3^- 141
Henderson-Hasselbalch の式 130, 131, 142, 148
Henle's loop 28
Henle の上行脚 32
homeostasis 13
11β-hydroxysteroid dehydrogenase 67, 68
hyperchloremic metabolic acidosis 137, 145
hyporeninemic hypoaldosteronism (HHA) 63
H^+バランスの生理 118, 121

I

ICF 52
input 20
isohydric principle 120

M

macula densa 細胞 17
milieu intérieur 13
mineralocorticoid 64
mixed acid-base disorder 132, 149, 158, 173

N

NaCl 11, 14, 15
NaCl 不応性 171
Na, K-ATPase 10
Na-Pi cotransporter 90
nephrogenic cAMP 84
nephrogenic DI 43
neutrality 153
NH_4^+ 排泄 126
non-volatile acids 118, 119, 137, 162
NSAIDs 191

O

osmolar gap 175
osmoreceptor 4, 11, 22, 30
output 20
overfill 19

P

paradoxical aciduria 170
paraventricular 核 11
perfusion pressure 17
pH 53

PNa 26, 45
pressure diuresis 18
primary hyperparathyroidism (1°HPT) 83
proximal RTA 128, 151
pseudohyperkalemia 60
PTH 72, 73, 90
PTH-related protein (PTHrP) 85
PTH 製剤 81
PTH 負荷試験 101

R

renal tubular acidosis (RTA) 127, 150
rhabdomyolysis 102, 103

S

SIADH 36, 38

simple acid-base disorder 132, 133
simple metabolic acidosis 62, 139
striae cutis 66
supraoptic 核 11

T

threshold 164
Trousseau 徴候 79, 80
tubular maximum (Tm) 107

U V Z

underfill 19

volatile acid 118, 119

zona glomerulosa 細胞 18, 66

著者紹介

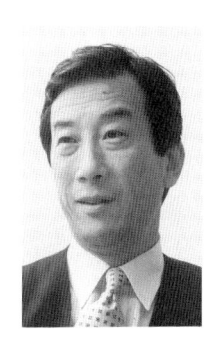

黒川　清（くろかわ　きよし）
1962 年　東京大学医学部卒
　　　　同　第一内科／大学院
1969 年　ペンシルバニア大学　生化学
1971 年　UCLA 医学部内科教授
1974 年　University of Southern California 医学部内科準教授
1977 年　UCLA 医学部内科準教授
1979 年　同　教授
1983 年　東京大学医学部第四内科教授
1989 年　東京大学医学部第一内科教授
1996 年　東海大学教授・医学部長
1997 年　東京大学名誉教授
2003 年　日本学術会議会長，内閣府総合科学技術会議議員
2004 年　東京大学先端科学技術研究センター教授（客員）
　　　　東海大学総合科学技術研究所教授（特任）

［主な学会活動歴］
・日本内科学会理事長（平成 2 年度―平成 4 年度），会頭（平成 7 年度）／日本腎臓学会理事，会長（平成 5 年）／日本臨床代謝学会理事，会長（平成 7 年度）／日本骨代謝学会理事
・国際腎臓学会理事／国際腎臓学会理事長（平成 7 年―平成 9 年）Master of the American College of Physicians（平成 6 年―）
　米国内科専門医，米国内科腎臓専門医など

［主な研究歴］
・腎機能の調節と機序に関する研究
・慢性腎不全の病態生理学的解析

SHORT SEMINARS
水・電解質と酸塩基平衡 —step by step で考える—（改訂第 2 版）

1996 年 4 月 20 日　第 1 版第 1 刷発行	著　者　黒川　清
2004 年 4 月 20 日　第 1 版第 13 刷発行	発行者　小立鉦彦
2004 年 9 月 15 日　第 2 版第 1 刷発行	発行所　株式会社 南 江 堂
2017 年 5 月 10 日　第 2 版第 11 刷発行	〒113-8410 東京都文京区本郷三丁目 42 番 6 号
	☎（出版）03-3811-7236（営業）03-3811-7239
	ホームページ http://www.nankodo.co.jp/
	振替口座 00120-1-149
	印刷・製本　三報社印刷

Ⓒ Kiyoshi Kurokawa, 2004

定価はカバーに表示してあります．
落丁・乱丁の場合はお取り替えいたします．

Printed and Bound in Japan
ISBN 978-4-524-22422-7

本書の無断複写を禁じます．

JCOPY 〈（社）出版者著作権管理機構 委託出版物〉

本書の無断複写は，著作権法上での例外を除き，禁じられています．複写される場合は，そのつど事前に，(社)出版者著作権管理機構（TEL 03-3513-6969，FAX 03-3513-6979，e-mail: info@jcopy.or.jp）の許諾を得てください．

本書をスキャン，デジタルデータ化するなどの複製を無許諾で行う行為は，著作権法上での限られた例外（「私的使用のための複製」など）を除き禁じられています．大学，病院，企業などにおいて，内部的に業務上使用する目的で上記の行為を行うことは私的使用には該当せず違法です．また私的使用のためであっても，代行業者等の第三者に依頼して上記の行為を行うことは違法です．

〈関連図書のご案内〉

*詳細は弊社ホームページをご覧下さい《www.nankodo.co.jp》

腎疾患・透析最新の治療2017-2019
山縣邦弘・南学正臣 編　　B5判・402頁　定価(本体9,000円＋税)　2017.1.

腎臓病診療ゴールデンハンドブック
栗山哲 編　　新書判・414頁　定価(本体4,200円＋税)　2009.4.

透析療法ゴールデンハンドブック
秋澤忠男・衣笠えり子・小岩文彦 編著　　新書判・326頁　定価(本体3,200円＋税)　2007.11.

糖尿病性腎症エキスパートブック state of the art
羽田勝計 監修　　B5判・228頁　定価(本体6,500円＋税)　2016.3.

患者さんとともに理解するCKDと血液透析 Q&Aで理解する
門川俊明 著　　B5判・150頁　定価(本体2,800円＋税)　2015.7.

IgG4関連腎臓病のすべて
斉藤喬雄・西慎一 編　　B5判・198頁　定価(本体5,500円＋税)　2014.3.

腎生検プラクティカルガイド より深い臨床診断へのアプローチ
西慎一 編　　B5判・230頁　定価(本体7,000円＋税)　2013.3.

AKI(急性腎障害)のすべて 基礎から臨床までの最新知見
和田隆志・古市賢吾 編　　B5判・220頁　定価(本体5,000円＋税)　2012.11.

システマティック腎臓栄養学 input・balance・outputで理解する
前田益孝 著　　A5判・118頁　定価(本体3,000円＋税)　2012.6.

臨床腎臓病マニュアル
南学正臣 編　　B6判・454頁　定価(本体4,200円＋税)　2012.4.

透析スタッフのための バスキュラーアクセスQ&A 適切管理とトラブル対処
水口潤 監修／土田健司 編　　B5判・190頁　定価(本体2,800円＋税)　2012.7.

わかりやすい透析工学 血液浄化療法の科学的基礎
酒井清孝・峰島三千男 編　　B5判・238頁　定価(本体3,200円＋税)　2012.5.

根拠がわかる ナースのための透析ケアQ&A
富野康日己 編　　B6判・266頁　定価(本体2,200円＋税)　2004.7.

薬剤性腎障害ケーススタディ 診療に活かす33の症例
富野康日己・木村健二郎・上田志朗・新田孝作 編　　B5判・212頁　定価(本体6,300円＋税)　2010.10.

定価は消費税率の変更によって変動いたします。消費税は別途加算されます。